Lebensqualität bei Multipler Sklerose

Lebensqualität bei Multipler Sklerose

Berliner DMSG-Studie

J. Haas, J. Kugler, I. Nippert, D. Pöhlau, P. Scherer

Walter de Gruyter
Berlin · New York 2003

ISBN 3-11-017726-9

Bibliografische Information Der Deutschen Bibliothek

Die Deutsche Bibliothek verzeichnet diese Publikation in der Deutschen Nationalbibliografie; detaillierte bibliografische Daten sind im Internet über <http://dnb.ddb.de> abrufbar.

© Copyright 2003 by Walter de Gruyter GmbH & Co. KG, 10785 Berlin.
Dieses Werk einschließlich aller seiner Teile ist urheberrechtlich geschützt. Jede Verwertung außerhalb der engen Grenzen des Urheberrechtsgesetzes ist ohne Zustimmung des Verlages unzulässig und strafbar. Das gilt insbesondere für Vervielfältigungen, Übersetzungen, Mikroverfilmungen und die Einspeicherung und Verarbeitung in elektronischen Systemen.
Der Verlag hat für die Wiedergabe aller in diesem Buch enthaltenen Informationen (Programme, Verfahren, Mengen, Dosierungen, Applikationen etc.) mit Autoren und Herausgebern große Mühe darauf verwandt, diese Angaben genau entsprechend dem Wissensstand bei Fertigstellung des Werkes abzudrucken. Trotz sorgfältiger Manuskriptherstellung und Korrektur des Satzes können Fehler nicht ganz ausgeschlossen werden. Autoren bzw. Herausgeber und Verlag übernehmen infolgedessen keine Verantwortung und keine daraus folgende oder sonstige Haftung, die auf irgendeine Art aus der Benutzung der in dem Werk enthaltenen Informationen oder aus Teilen davon entsteht.
Die Wiedergabe von Gebrauchsnamen, Handelsnamen, Warenbezeichnungen und dergleichen in diesem Buch berechtigt nicht zu der Annahme, dass solche Namen ohne weiteres von jedermann benutzt werden dürfen. Vielmehr handelt es sich häufig um gesetzlich geschützte, eingetragene Warenzeichen, auch wenn sie nicht eigens als solche gekennzeichnet sind.
Gesamtherstellung: Druckhaus Thomas Müntzer GmbH, Bad Langensalza – Umschlagentwurf: Rudolf Hübler, Berlin

Printed in Germany

Verzeichnis der Autoren

Prof. Dr. Judith Haas
Chefärztin der Neurologischen
Abteilung
Jüdisches Krankenhaus
Iranische Str. 2-4
13347 Berlin

Prof. Dr. med. Dipl.-Psych.
Joachim Kugler
Institut für Medizinische Informatik
und Biometrie
TU Dresden, Med. Fakultät
Fetscherstr. 74
01307 Dresden

Dipl.-Pol. Ilona Nippert, M. A.
Geschäftsführerin der DMSG
Landesverband Berlin
Knesebeckstr. 3
10623 Berlin

Dr. Dieter Pöhlau
Chefarzt der Neurologischen Klinik
Kamillusklinik Asbach
Hospitalstr. 6
53567 Asbach

Dr. Peter Scherer
Dienstleistungen
für med. Forschung,
Dr. SCHERER e.K.
Kantstr. 125
10625 Berlin

Inhalt

Vorwort	IX
Liste der Abkürzungen und Fachbegriffe	XIII
Einleitung	1
Aktivitäten der Forschung zum Thema MS	1
Lebensqualität und MS – „Leben mit MS"	4
Was erwarten MS-Patienten von Selbsthilfeorganisationen?	4
Lebensqualität aus gesellschaftlicher Perspektive	5
Evidenzbasierte Medizin	8
Methoden	11
Ergebnisse	15
Patientencharakteristika	15
Unterschiede nach Geschlecht	28
Unterschiede nach Alter	31
Rollstuhlabhängige Patienten	33
Lebensqualität und Zufriedenheit im Leben	37
Zufriedenheit mit dem Berliner Landesverband der DMSG	60
Globale Einschätzung von Institutionen	65
Zusammenfassung und Ausblick	67
Literaturverzeichnis	71

Vorwort

Die Multiple Sklerose ist die häufigste entzündliche Erkrankung des Nervensystems. Ihre Ursache ist unbekannt. Sie verläuft zunächst in Schüben und im Laufe des Lebens tritt bei der Mehrzahl der Erkrankten eine zunehmende Behinderung ein. Vor allem junge Erwachsene zwischen dem 20. und 30. Lebensjahr sind betroffen. In Deutschland sind derzeit 120.000 bis 140.000 Menschen an Multiple Sklerose erkrankt.

Aufgrund des frühen Beginns der Erkrankung sind die sozialmedizinischen Probleme unübersehbar. Die Folgen der Erkrankung in allen Lebensbereichen zu erfassen, war das Ziel der vorliegenden Studie. Die Deutsche Multiple Sklerose Gesellschaft Berlin hat sich die Aufgabe gestellt, umfassende Daten zu gesundheitlicher Situation, medizinischer Versorgung, psychischen und sozioökonomischen Folgen der Erkrankung zu gewinnen und zu analysieren.

Gerade in einer Zeit der Verknappung der Mittel der Öffentlichen Hand und einschneidenden Sparmaßnahmen der Kostenträger ist es von herausragender Bedeutung, durch Datenerhebungen die Versorgungssituation der MS-Kranken detailliert zu erfassen. Nur eine Analyse der Situation erlaubt Konzepte und Strategien zu entwickeln, die es ermöglichen, nicht nur die medizinische Versorgung und Pflege der Betroffenen zu verbessern, sondern auch die Partizipation an allen Bereichen des Lebens im Sinne der Weltgesundheitsorganisation zu verwirklichen.

Die Teilnahme am medizinischen und gesellschaftlichen Fortschritt zu gewährleisten ist das herausragende Ziel unserer Selbsthilfeorganisation. Die Deutsche Multiple Sklerose Gesellschaft (DMSG) hat es sich zur Aufgabe gemacht, durch Beratung, Vermittlung von Informationen, die auf dem aktuellen Stand der medizinischen Forschung beruhen, Selbsthilfegruppen, Trainingsprogramme, Therapiegruppen u.s.w. die Krankheitsbewältigung bei den Betroffenen zu fördern. Das Motto ist hierbei „Eigeninitiative" und „Leben mit MS" statt Resignation und Untätigkeit. Diese Dienstleistungen werden professionell angeboten. Deshalb kooperiert die DMSG Berlin mit Neurologen, Wissenschaftlern, Psychologen, anderen Selbsthilfeorganisationen, Medien, Verbänden und integriert im Vorstand einen ärztlichen Beirat und einen Patientenbeirat. Ziel des professionellen Vorgehens ist es, die Qualität der Tätigkeit zu fördern und nachzuweisen, aber auch „Mystizismus" und unseriöser Geschäftemacherei mit der Erkrankung entgegenzuwirken, immer dann, wenn die Gefahr besteht, bei MS-Betroffenen unvorteilhafte therapeutische Entscheidungen, ungünstige Einstellungen oder Handlungen zu bewirken. Hierzu gehören unter anderem auch die Fachvorträge, die von der DMSG mehrmals jährlich veranstaltet werden. Im Jahr 2001 waren es zwölf Fachvorträge, die von Mitgliedern gerne angenommen wurden.

Die erste Studie zur Lebensqualität und Versorgungssituation MS-Kranker fand zu einem Zeitpunkt statt, an dem erstmals ein Medikament zur Therapie der schubförmigen MS zur Verfügung stand. Inzwischen sind weitere neue Substanzen in die Immuntherapie, aber auch in die Symptom-bezogene Therapie eingeführt. Die besondere Situation in Berlin ist geprägt von einer großen Dichte hoch qualifizierter medizinischer Versorgung einerseits, aber großen ökonomischen Problemen der Kostenträger andererseits.

Mit dem Ziel einer professionellen Bestandsaufnahme der Zeit vor der „Beta-Interferon-Ära" wurde die hier vorgelegte Studie konzipiert. Im Jahr 1996 starteten die Autoren eine groß angelegte Umfrage bei DMSG-Mitgliedern, die Lebensqualität, Zufriedenheit mit der DMSG und krankheitsbezogene Daten erfassen und beschreiben sollte. An alle Mitglieder der DMSG wurden Fragebögen versandt; 645 Mitglieder haben den Fragebogen beantwortet zurückgesandt. Dies ermöglichte eine repräsentative Datenanalyse aller wichtigen Lebensbereiche und eine Analyse unserer Arbeit. Wir danken allen, die geantwortet haben, und ganz besonders auch denen, die uns ihren Namen nannten, um für ein persönliches Interview zur Verfügung zu stehen. Besonderer Dank gilt Herrn Dr. Linse von der Schering Deutschland GmbH, ohne dessen finanzielle Unterstützung und persönliche Beratung dieses Projekt nicht möglich gewesen wäre.

Die DMSG Berlin hat sich entschlossen, die Ergebnisse dieser Befragung in Form dieses Kompendiums herauszugeben und den interessierten Mitgliedern, insbesondere den Studienteilnehmern, zur Verfügung zu stellen. In ähnlicher Weise soll auch die Folgestudie publiziert werden. Wir hoffen, in Kürze mit der zweiten Studie zur Lebensqualität beginnen zu können, um den Einfluss der neuen diagnostischen Merkmale und den Einfluss der frühen Immuntherapie auf den Verlauf und die Lebensqualität der MS-Betroffenen zu analysieren und Fortschritte, aber auch Defizite in der Versorgung zu erkennen und mit den politisch verantwortlichen Organisationen zu diskutieren.

Da das Buch für MS-Betroffene geschrieben ist, war es erstes Ziel der Autoren, die Ergebnisse verständlich und übersichtlich darzustellen. Auf ein gewisses Maß an „Wissenschaftlichkeit" kann jedoch auch bei diesem Buch nicht verzichtet werden. Im Methodenteil werden dazu die Grundzüge der statistischen Auswertung kurz erläutert, außerdem werden die wichtigsten Fachbegriffe und Abkürzungen in einer Tabelle der Einleitung vorangestellt. Für diejenigen, die lieber mit Abbildungen arbeiten, um sich wichtige Informationen klarzumachen, haben wir eine große Zahl an wissenschaftlichen Grafiken integriert. Für die anderen, die Informationsaufnahme über geschriebenen Text bevorzugen, haben wir die Inhalte jeder Abbildung im Text ausführlich beschrieben und – entgegen der üblichen Praxis in wissenschaftlichen Publikationen – an zentralen Stellen diese Ergebnisse an Ort und Stelle andiskutiert, so dass die Leser nicht gezwungen sind, zwischen Diskussionsteil, Methodenteil und Ergebnisteil hin- und herzublättern. Die manchmal notwendig gewordene Erläuterung der statistischen Verfahren können vom Leser getrost überblättert werden, wenn er kein Freund der Mathematik ist.

Wir hoffen, den MS-Betroffenen interessante Einblicke zu Aspekten der Lebensqualität, Behinderung, Beschwerden und zum sozialen Leben geben zu können. Die Darstellungen der Ergebnisse setzen kein mathematisch-statistisches Vorwissen voraus.

Die Autoren   Berlin, im November 2002

Liste der Abkürzungen und Fachbegriffe

Abkürzung	Erläuterung
*	statistisch signifikant ($p < 0{,}05$)
**	statistisch hochsignifikant ($p < 0{,}01$)
***	statistisch höchstsignifikant ($p < 0{,}001$)
B-L	Beschwerdeliste von v. Zerssen, die körperliche und allgemeine Beschwerden erfasst.
Coping	hier: Krankheitsbewältigung; Strategien, um die Krankheits-bedingte Stressbelastung zu reduzieren.
Depress	Eine Skala, die depressive Symptome zusammenfasst.
DMSG	Deutsche Multiple Sklerose Gesellschaft
doppelblind	Weder Studienarzt noch Studienteilnehmer wissen, ob letztere Placebo (Scheinmedikament) oder Verum (Studienmedikation) bekommen.
EDSS	Expanded Disability Status Scale; Skala zur Bestimmung des Behinderungsgrades bei MS
F-angespannt (Faktor 3)	Ein Faktor, der Beschwerden von Anspannung und Nervosität zusammenfasst.
F-depressiv (Faktor 2)	Ein Faktor, der depressive Beschwerden zusammenfasst.
F-kommunikativ (Faktor 4)	Ein Faktor, der Beschwerden hinsichtlich Kommunikationsfähigkeit (Lesen, Hören, Sprechen, ...) zusammenfasst.
F-körperlich (Faktor 1)	Ein Faktor, der mittels Faktorenanalyse aus 96 Fragen der Studie extrahiert wurde und körperliche MS-Beschwerden zusammenfasst.
kognitive Störungen	Störungen im Bereich höherer Hirnfunktionen, also z. B. von Gedächtnis, Konzentration, Aufmerksamkeit, Geschwindigkeit für Informationsverarbeitung u.s.w.
MS	Multiple Sklerose.
n	Grundgesamtheit, die ausgewertet werden konnte (Anzahl der Befragten mit vollständigen Daten).

nicht signifikant	Signifikanzniveau p von 0,05 wird nicht erreicht oder unterschritten.
Placebo	Scheinmedikament ohne pharmakologische Wirkung.
Randomisierung	Zufällige Auswahl von Patienten (aus einer Gruppe).
Score	Punktewert, den Patienten auf einer Skala erzielen, z. B. Summe aller angekreuzten Punkte eines Fragebogens.
SEM	Standardfehler des Mittelwerts (ein Streuungsmaß).
SF-36	Medical Outcomes Study 36-item Short-Form Health Survey. Eine Profilskala, die diagnoseübergreifend Lebensqualität mittels Fragebogen erfasst.
signifikant	Wissenschaftlicher Ausdruck dafür, dass Ergebnisse mit hoher Wahrscheinlichkeit nicht zufällig zustande gekommen sind. Die Variable p gibt das Signifikanzniveau an; je kleiner p, desto höher signifikant ist das Ergebnis.
Validierung	Prüfung, ob die Erhebungsinstrumente auch das messen, was gemessen werden soll.

Einleitung

Aktivitäten der Forschung zum Thema MS

In den 80er und 90er Jahren lag der Forschungsschwerpunkt auf Grundlagen, Immunologie und immunmodulatorischen Therapien bei MS. In den letzten 10 Jahren nahm man sich zusätzlich immer mehr den alltäglichen Sorgen und Beschwerden der MS-Kranken an. Fatigue (MS-bedingte Erschöpfbarkeit), kognitive Störungen (Konzentrations- und Gedächtnisstörungen), Depression (gedrückte Stimmung, Antriebshemmung, Interessensverluste), Lebensqualität, Coping (Krankheitsbewältigung) sind Probleme, die in den letzten Jahren zunehmend auch in der Forschung berücksichtigt werden. Mittlerweile wird sogar von Medikamentenstudien, die das Ziel haben, neue Arzneimittel zuzulassen, gefordert, dass neben den klinisch apparativ beurteilten Medikamentenwirkungen auch patientenzentrierte Variablen untersucht werden. Lebensqualität spielt dabei die größte Rolle.

Die zunehmende Bedeutung von Lebensqualität, Coping, Kognition, Depression und Fatigue spiegelt sich auch in der Zahl der jährlichen Publikationen wider. Um einen groben Anhalt zu bekommen, wie sich die Publikationen rund um die MS in den letzten 20 Jahren verändert haben, soll folgende Auswertung einer medizinischen Literaturdatenbank (MEDLINE) helfen (Abb. 1 und 2). Gezählt wurden die Publikationen, die in ihrer Zusammenfassung das betreffende Stichwort enthielten (z. B. MS). Neben dem Stichwort wurden auch semantisch verwandte Begriffe miterfasst (z. B. Multiple Sclerosis, Encephalomyelitis disseminata, MS). Ein generelles Maß für die Publikationszuwächse war durch die Suchbegriffe „Study", „Significant" und „Patient" gegeben, die mit zu den häufigsten Begriffen gehören, die in Publikationen auftauchen und nach denen in MEDLINE gesucht werden kann. Dieses Maß („Generell") diente als grober Anhalt für die Publikationsmenge insgesamt.

In Abb. 1 ist abzulesen, dass die jährlich publizierte Menge zu „Lebensqualität" gering ist im Vergleich zur Menge, die generell zum Thema „MS" publiziert wird. Auf der logarithmischen Skala der Abbildung enthielten etwa 1% aller MS-Publikationen den Begriff Lebensqualität (oder verwandte Begriffe). Allerdings tröstet es, dass der jährliche Zuwachs an

Mittlere Anzahl jährlicher Publikationen seit 1980

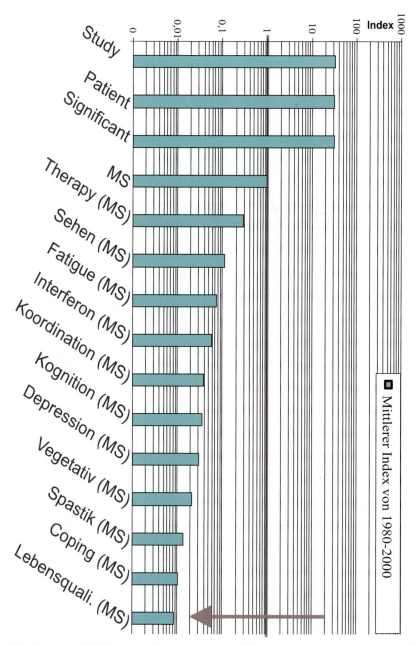

Abb. 1: Anzahl jährlicher Publikationen (Mittelwert pro Jahr seit 1980) indiziert auf MS und 1980 = 1.

Aktivitäten der Forschung zum Thema MS

Mittlerer jährlicher Publikationszuwachs seit 1980

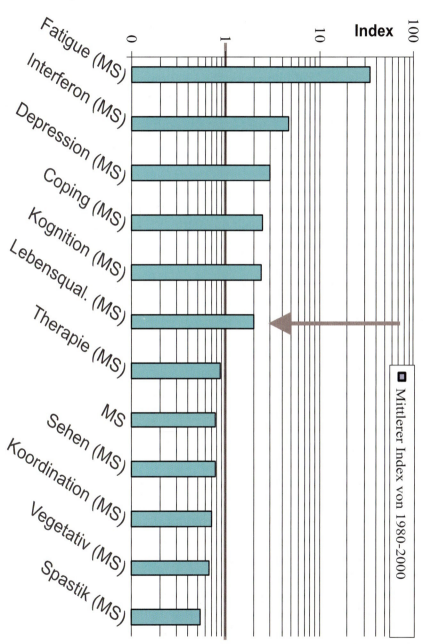

Abb. 2: Mittlerer jährlicher Publikationszuwachs indiziert auf „Generell" („Study", „Patient", „Significant") und 1980 = 1.

Publikationen, die im Abstract den Begriff „Lebensqualität" beinhalten, überproportional hoch ist, verglichen mit der generellen jährlichen Zuwachsrate an Publikationen, nämlich etwa 100% über dem generellen Schnitt (Abb. 2).

Obwohl es noch wenig Literatur gibt, die sich mit Lebensqualität bei MS beschäftigt, wächst die Zahl an neuen Publikationen sehr stark, was bedeutet, dass erhebliche Forschungsaktivitäten unternommen werden, Lebensqualität bei MS zu berücksichtigen. Noch viel höhere Forschungsaktivitäten zeigen sich bei den Phänomenen Fatigue, Depression, Coping (Krankheitsbewältigung) und Kognition. Fatigue ist dabei der Spitzenreiter in den Fachzeitschriften.

Für die Planung der eingangs erwähnten Folgestudie, die in den nächsten Monaten starten soll, werden die Autoren versuchen, die Aspekte von Fatigue, Kognition und Depression noch ausführlicher als in der hier vorgelegten Studie zu bearbeiten.

Lebensqualität und MS – „Leben mit MS"

Was erwarten MS-Patienten von Selbsthilfeorganisationen?

L. O'Hara et al. [1] sind dieser Frage nachgegangen und haben eine mehrstufige Umfrage gestartet. Dabei ergab sich nach absteigender Wichtigkeit folgende Rangfolge von Inhalten, die MS-Patienten für wichtig erachten. Diese Punkte sind Anforderungen, welche die Betroffenen an sich, an ihre Umgebung und an Selbsthilfeorganisationen stellen.

1. Strategien, um mit MS umzugehen.
2. Aktivitäten des täglichen Lebens.
3. Aufrechterhaltung des sozialen Lebens.
4. Bedürfnis nach Ruhe, Pausen, Erholung.
5. Mobilität, Bedürfnis nach Hilfen und Hilfsmitteln.
6. Diät, Vitamine, Mineralstoffe, Öle (Ernährung).
7. Medikamente.
8. Körperliche Betätigung.
9. Freizeitgestaltung, Urlaub, Erholung.
10. Physiotherapie, Logopädie und andere konventionelle Therapien.

An erster Stelle steht also das Bedürfnis nach Information, Beratung und Hilfestellung, um Strategien zu entwickeln, mit der Krankheit MS umzugehen. Dieser Punkt berührt im Kern „Krankheitsbewältigung (Coping)".

In der Tat ist bekannt, dass Diskussionsgruppen, ähnlich wie Gruppentherapie die Krankheitsbewältigung fördern [2, 3]. Im offen Austausch mit anderen Betroffenen kann durch Abbau von Ängsten, Sprechen über Enttäuschungen und Sorgen und durch Aufbau von Hoffnung eine psychische Entlastung erreicht werden. Darüber hinaus werden auch die Realitätserkennung, das allgemeine Wohlbefinden, soziale Kontakte, Mobilität und ein gesunder, an der Realität orientierter Optimismus gefördert.

In diesem Sinne versteht die DMSG ihre Arbeit mit MS-Betroffenen und bietet Seminare, Kurse, Therapien, Beratung, Informationsveranstaltungen, Freizeitaktivitäten, Training (z. B. Rollstuhltraining), Hilfen und Selbsthilfegruppen, Neubetroffenengruppen, Frauengruppen, Männergruppen, Angehörigengruppen u.s.w. für ihre Mitglieder an.

Nachdem wir kurz die individuelle Perspektive der MS-Betroffenen beleuchtet haben, soll auf die Lebensqualität aus der gesellschaftlichen Perspektive eingegangen werden.

Lebensqualität aus gesellschaftlicher Perspektive

Krankheit und Lebensqualität

Aus einer Querschnittsuntersuchungen wissen wir [4], dass körperliche Funktionsstörungen eng verknüpft sind mit der Krankheitsschwere. Dagegen scheinen die psychosozialen Beeinträchtigungen wenig von der Krankheitsschwere oder von soziodemographischen Faktoren abzuhängen. MS-Kranke haben, verglichen mit anderen chronisch Erkrankten, häufiger eine schwerere Beeinträchtigung der Lebensqualität. Die Personen mit chronischen Erkrankungen, mit denen MS-Patienten verglichen wurden, hatten dabei Gelenkrheumatismus (rheumatoide Arthritis), chronische Nierenerkrankungen, Epilepsie oder Diabetes [5, 6, 7]. Die Unzufriedenheit bei MS erstreckt sich in erster Linie auf „Gesundheit" und „Finanzen" und umfasst Störungen hinsichtlich körperlicher Funktionen, Rollen-Erfüllung und Energie bzw. Vitalität [8].

Besonders dann, wenn Arbeitslosigkeit, Erwerbslosigkeit, Fatigue, Mobilitätseinschränkungen oder instabiler Krankheitsverlauf vorherrschen, scheinen die sozialen Aktivitäten abzunehmen, was mit einem Verlust an Lebensqualität verbunden ist [9]. Dabei kommt es auch zu Beeinträchtigungen bei Angehörigen, welche die MS-Kranken betreuen, insbesondere wenn die Krankheitsverläufe instabil sind [9].

Die Krankheit hat also auch Auswirkungen auf die Lebensqualität des Umfeldes.

Der Behinderungsgrad (körperliche Behinderung), der auf der 10-stufigen so genannten EDSS-Skala abgebildet wird, hat dabei nur einen Zusammenhang mit körperlichen Lebensqualitätsskalen. Lebensqualitätsskalen, die psychische Beeinträchtigungen abbilden, zeigen demgegenüber kaum einen Zusammenhang mit dem Behinderungsgrad.

Wer denkt, dass die verminderte Lebensqualität nur diejenigen betrifft, die bereits lange Zeit unter der Krankheit leiden oder schwer behindert sind, der irrt. Eine kanadische Arbeitsgruppe [10] konnte zeigen, dass bereits bei Patienten mit milder MS im Mittel die Lebensqualität um 30% gesunken war, verglichen mit der gesunden Bevölkerung. Dies galt für alle Bereiche (SF-36-Profil). Mit weiterer Progression des EDSS (körperliche Behinderung) sanken Skalen für ‚körperliche Funktionen', ‚körperlich begründete Rolleneinschränkung' und ‚soziale Funktionen' weiter ab. Relativ stabil schienen die Bereiche der psychischen Funktionen zu bleiben, was möglicherweise daran lag, dass Krankheitsbewältigung oder Entlastung durch Angehörige die zunehmende körperliche Behinderung ein Stück weit abfangen konnten. In Deutschland, Frankreich und in Großbritannien waren ebenfalls mit zunehmender Krankheitsschwere Einbrüche in der Lebensqualität, insbesondere in den Bereichen ‚Körperfunktionen', ‚soziale Funktionen' und ‚allgemeines Befinden' festzustellen [11].

Die Verschlechterung der sozialen Funktionen haben direkten und indirekten Einfluss auf die Umgebung und damit auf die Gesellschaft.

Ohne detailliert auf gesundheitsökonomische Probleme und Lösungsansätze einzugehen, soll nur kurz das Grundproblem von ‚Krankheit' unter gesellschaftlicher Kostenperspektive angerissen werden. Es ist leicht einzusehen, dass eine Verschlechterung sozialer Funktionen Geld kostet. Verminderte Leistung am Arbeitsplatz, Arbeitsunfähigkeit, Arbeitslosigkeit, Erwerbslosigkeit, verminderte Erwerbsfähigkeit und die Notwendigkeit häuslicher Hilfen müssen bezahlt werden. Die Kosten gehen dabei zu Lasten der Betroffenen, der Kostenträger (Krankenkassen und Rentenversicherungen) und der Gesellschaft an sich. Hinzu kommen Kosten, die direkt mit der Krankheit zu tun haben: Medikamente, ambulante und stationäre Behandlungen, Rehabilitationsmaßnahmen. Außerdem sind die Leistungen zu bewerten, die Angehörige, Freunde und Bekannte leisten, ohne dass sie dafür bezahlt werden. Wenn man all diese Kosten zusammenrechnet [12], erhält man Anhaltspunkte, was im Durchschnitt pro Patient die Krankheit MS kostet. Um ein paar Beispiele herauszugreifen kostet der nur leicht behinderte Patient (EDSS maximal 3,0) pro Jahr 14.000 Euro, bei einer Behinderung zwischen 5,5 und 6,0 bereits 36.000 Euro pro Jahr und schließlich bei einer Behinderung von EDSS 7,5 oder höher 61.000 Euro pro Jahr. Wohlgemerkt, gemeint sind die Gesamtkosten, die zu einem Teil die Patienten selbst und die Angehörigen, zum größeren Teil die Gesellschaft (insbesondere Kostenträger) aufbringen müssen.

Da die Ressourcen jeder Gesellschaft begrenzt sind und viele Mitglieder der Gesellschaft mit verschiedenen chronischen Erkrankungen existieren, muss versucht werden, die Ressourcen gerecht zu verteilen. Es ist bekannt, dass 80% der Ausgaben der gesetzlichen Krankenkassen für 20% der Versicherten, vor allem für chronisch Kranke, eingesetzt werden. In Deutschland beinhaltet das Gebot einer gerechten Verteilung den Gleichheitsgrundsatz. Gleichheit wird dabei in unserer Kultur dahingehend interpretiert, dass jeder hinsichtlich eines Lebensqualitätseffektes gleich einzustufen ist. Die Gesundheitsökonomen verwenden dabei den Begriff der lebenszeitadjustierten Lebensqualität, die z. B. in Form des EuroQol (EQ-5D) gemessen werden kann und die Einheit QALY (lebensqualitätsadjustierte Lebensjahre) trägt. Weltweit darf in den entwickelten Staaten ein QALY 25.000 Euro kosten.

Indem man eine Kostenanalyse und eine Nutzenanalyse (Gewinn von QALY) durchführt, erhält man für Therapien Werte über deren Nutzwert. Der Nutzwert muss so groß sein, dass ein QALY unter Therapie nicht mehr als 25.000 Euro kostet (effiziente Therapie). Therapiekosten über 100.000 Euro gelten als fragwürdig [13, Seite 376]. Entweder die Therapie ist kostengünstig (alle Begleitkosten eingerechnet, also z. B. Kosten aufgrund von Nebenwirkungen und alle Kostenersparnisse eingerechnet, z. B. Kostenminderung durch Verhinderung von Krankenhausaufenthalten) bei relativ kleinem Gewinn an Lebensqualität oder sie ist teuer, hat aber einen großen Gewinn an Lebensqualität.

In den nächsten Jahren wird von Gesundheitsökonomen eine Vielzahl von Therapien bei verschiedenen Erkrankungen hinsichtlich ihrer Nutzwerte analysiert werden und evidenzbasierte Therapien mit individuellen und gesamtgesellschaftlichen Nutzen benannt werden. Auf den ersten Blick mag es suspekt erscheinen, zu ersuchen, die Lebensqualität mit Kosten aufzurechnen. Wenn allerdings, und das muss die Zukunft erst noch beweisen, dadurch mehr Gerechtigkeit dahingehend entsteht, dass wirkungslose und teure Therapien durch wirkungsvolle und wahrscheinlich ebenfalls teure Therapien ersetzt werden, dann dient das nicht zuletzt auch den Kranken, indem Gelder frei werden für moderne wirksame Therapien. Das QALY-Konzept versucht, verschiedene Erkrankungen über krankheitsübergreifende Lebensqualitätsmessung vergleichbar zu machen. So können z. B. Nutzwerte der Insulinbehandlung bei Diabetes mit Interferonbehandlung bei MS verglichen und beispielsweise die Entscheidung getroffen werden, dass beide Therapiestrategien nach Kosten-Nutzwert-Analyse sinnvoll sind (Kosten pro QALY unter 25.000 Euro).

Bei begrenzten Ressourcen, hohem medizinischen Standard und hohen medizinischen Anforderungen ist kein Platz für wirkungslose Therapien. Das Bezahlen wirkungsloser Therapien für einzelne Kranke durch die Gesellschaft schafft Ungerechtigkeit, da Geld für dringend benötigte wirksame Therapien für andere Kranke knapp wird. Jede Therapie muss sich auch unter dem Gesichtspunkt der Kosteneffizienz messen lassen. Es muss nicht nur im Interesse der Betroffenen, sondern auch im Interesse der gesellschaftlichen Gemeinschaft sein, unter anderem Arbeitsfähigkeit, Erwerbsfähigkeit und soziale Funktionen ihrer kranken Mitglieder zu erhalten und zu versuchen die chronisch kranken Menschen mehr noch als bisher zu integrieren. Wenngleich die Gesundheitsökonomie noch eine relativ junge Wissenschaft ist, werden in den nächsten Jahren viele evidenzbasierte Erkenntnisse publiziert werden.

Evidenzbasierte Medizin

Das Thema EBM (evidenzbasierte Medizin) spielt bereits jetzt eine große Rolle. Es ist zentrales Thema vieler medizinischer Kongresse und ist eine bindende Richtlinie, nach der Therapien beurteilt werden hinsichtlich ihrer Kosten-Nutzen-Effizienz und hinsichtlich der Kostenübernahme durch die Krankenkassen.

Die Richtlinien basieren auf der wissenschaftlichen Evidenz von Wirksamkeit und Nebenwirkungen unter Berücksichtigung von Therapiealternativen. Die wissenschaftliche Evidenz wird definiert durch die Ergebnisse von wissenschaftlichen Studien. Hierzu dienen Studien, die nach ihrer Qualität bewertet werden, als Entscheidungskriterium, ob eine bestimmte Therapie (in der Regel geht es um Arzneimitteltherapie) sinnvoll für eine bestimmte Erkrankung ist oder nicht. Die Wertigkeit der existierenden wissenschaftlichen Daten (Studienergebnisse) wird durch Qualitätsstufen (Level I bis V) zum Ausdruck gebracht. Qualitativ hochwertige Metaanalysen (Kriterien hierzu sind streng definiert) auf der Basis methodisch hochwertiger randomisierter kontrollierter Studien (Qualitätsstufe I) und das Vorliegen mindestens einer randomisierten, plazebokontrollierten (möglichst multizentrischen) Doppelblind-Studie mit ausreichender Patientenzahl (Level II) haben dabei die höchsten Qualitätsstufen. Fallbeschreibungen und Expertenmeinungen (auch Konsensus-Papiere) haben die niedrigste

Qualitätsstufe, wenn sie nicht durch hochwertige Studien gestützt sind (Level V).

Experten und Zulassungsbehörden entscheiden entsprechend der vorliegenden wissenschaftlichen Evidenz, ob eine bestimmte Therapie bei einer bestimmten Erkrankung zuzulassen ist oder nicht. Zugelassene Therapien werden von den Kostenträgern übernommen (für die Erkrankung, für welche die Zulassung erfolgte), nicht zugelassene Therapien werden nicht bezahlt (über Ausnahmen wird unter Umständen im Einzelfall entschieden). Wenn Ärzte nicht zugelassene Therapiestrategien bei Patienten anwenden, laufen sie Gefahr, dass die Kosten hierfür zu ihren Lasten gehen.

Studien und deren Ergebnisse bilden eine künstliche Situation (Einschluss- und Ausschlusskriterien, häufig Patienten mit ganz bestimmten Charakteristika) und einen relativ eng begrenzten Zeitverlauf ab. Bei den meisten Arzneimitteln und den dazugehörigen Erkrankungen gibt es noch keine ausreichenden Daten über die Kosten-Nutzen-Effizienz, die langfristig aus der Anwendung im Alltag außerhalb kontrollierter Studien resultiert. Deshalb kann über die „wahre" Effizienz (so genannte ‚real life efficiency') bei den meisten Therapien keine Aussage getroffen werden und damit auch nicht, ob langfristig eine bestimmte Therapie für Gesellschaft und Betroffene Kosten-Nutzen-effizient ist. In diesem Sinne ist die Bewertung von Studien nur ein erster Baustein für die gesundheitsökonomische Betrachtung von Therapien. Gesundheitsökonomen gewinnen zunehmend Daten aus dem langfristigen Alltagsverlauf von Therapien oder stellen Schätzungen für die „wahre langfristige Kosten-Nutzen-Effizienz" an. Diese Daten werden in Zukunft eine wesentliche Rolle für die evidenzbasierte Medizin spielen [13].

Methoden

Mit einer Befragung (Fragebögen) wurde 1996 in Berlin eine groß angelegte Erhebung an Mitgliedern des Berliner Landesverbandes der DMSG durchgeführt (Abb. 3). Es sollte herausgefunden werden, welche persönlichen Charakteristika die MS-Betroffenen hatten, wie deren Lebensqualität war, deren Zufriedenheit in verschiedenen Lebensbereichen und die Zufriedenheit mit ihrem Landesverband. Außerdem wollte der Landesverband wissen, wie die Angebote der MS-Gesellschaft genutzt wurden bzw. welche Gründe dafür verantwortlich waren, wenn sie von Mitgliedern nicht in Anspruch genommen wurden. Rollstuhlabhängige Betroffene wurden als Gruppe zusätzlich zur allgemeinen Datenanalyse getrennt untersucht und mit gehfähigen Patienten verglichen.

Im September 1996 wurden an alle Mitglieder des Berliner Landesverbandes der DMSG insgesamt 1.179 Fragebögen mit der Post verschickt. Diese sollten zu Hause von den MS-Betroffenen ausgefüllt und an die DMSG zurückgesandt werden. Der Frauenanteil von den Personen, an welche die Fragebögen abgesandt wurden, betrug 74,9% (873 MS-betroffene Frauen). Von den angeschriebenen Mitgliedern sandten 645 (54,7%) die Fragebögen zurück, wovon 637 weitestgehend vollständig ausgefüllt waren, so dass sie auswertbar waren; 199 Mitglieder blieben anonym, während 446 unter Mitteilung von Name und Anschrift die Fragebögen zurückgaben. Der Frauenanteil von den zurückgeschickten und auswertbaren Fragebögen war 76,0% (489 Frauen). Alle Studienteilnehmer wurden hinsichtlich ihres EDSS (Behinderungsgrad) eingeschätzt, indem die eigenen Angaben zu Gehstrecke und sonstigen Funktionsbeeinträchtigungen standardisiert ausgewertet wurden.

Eine kleine Gruppe von 51 Studienteilnehmern wurde außerdem mit einem standardisierten Lebensqualitäts-Fragebogen (SF-36) untersucht. In dieser Gruppe wurde auch der Behinderungsgrad durch neurologische Untersuchung bestimmt, indem der EDSS-Punktewert nacherhoben wurde (EDSS = Maß für neurologische Beeinträchtigung, „Behinderung"). Diese Gruppe diente der Validierung der übrigen Fragen zur Lebensqualität. Dabei wurde darauf geachtet, dass in dieser kleinen Gruppe die Verteilung des EDSS und der Frauenanteil vergleichbar mit den Anteilen der Gesamtgruppe war (Randomisierung). Der Frauenanteil in der Validierungs-

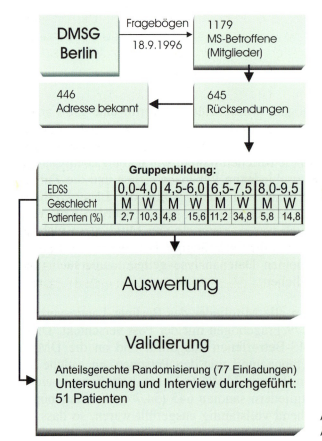

Abb. 3:
Ablaufplan der Befragung.

gruppe war 78,4%, das mittlere Alter war 42,4 Jahre (Standardabweichung SD = 12,4) und der EDSS hatte einen Median von 6,5–7,5. Diese Variablen waren statistisch nicht unterschiedlich zum Rest der 645 Studienteilnehmer.

Die Fragebögen bestanden aus Fragen zu Krankheitsbeschwerden, zur Zufriedenheit in den verschiedenen Lebensbereichen und zur Erfassung soziodemographischer Daten. Dabei wurde ein validierter Fragebogen (IRES) angewandt und um weitere Fragen erweitert. Die Daten wurden anonym ausgewertet. Das heißt, die auswertenden Autoren hatten keine namentliche Zuordnung zu ihren Daten.

Bei allen Berechnungen, insbesondere bei den Berechnungen von Anteilen (z. B. „17,3% der Befragten") wurde immer die Zahl der auswertbaren Studienteilnehmer als Basis zugrunde gelegt. In den Fällen wo annähernd oder mehr als 10% der Befragten fehlende oder nicht auswertbare Daten lieferten, wurde dies bei den Auswertungen bemerkt (z. B. Anzahl der auswertbaren Daten n = 513). Wenn nicht anders erwähnt, betrug die Fallzahl n also jeweils mindestens 590 auswertbare Studienteilnehmer.

Die statistische Auswertung geschah mit dem Ziel einer beschreibenden Statistik. Signifikanzberechnungen wurden nicht parametrisch (also ohne Normalverteilungsannahme) durchgeführt. „Signifikant" bedeutete hierbei, dass Unterschiede (Ergebnisse) oder Korrelationen (Zusammenhänge zwischen Variablen) allenfalls mit einer Wahrscheinlichkeit von weniger als 5% mit dem Zufall erklärbar waren ($p < 0{,}05$). Wenn im Folgenden Unterschiede und Zusammenhänge beschrieben werden, dann handelt es sich um solche „signifikanten" Ergebnisse. In den einzelnen Ergebnisteilen des Buches werden für an Statistik interessierte Leser die Berechnungsgrundlagen kurz dargestellt, die von den weniger mathematisch begeisterten Lesern ohne Informationsverlust ignoriert werden können. Die wichtigen Aussagen werden jeweils am Ende der Absätze allgemein verständlich zusammengefasst und interpretiert.

Ergebnisse

Es folgen in den nächsten Kapiteln zunächst allgemeine Daten. Im Kapitel *Patientencharakteristika* werden soziodemographische Daten und krankheitsbezogene Daten der Gesamtgruppe dargestellt. Im Kapitel *Unterschiede nach Geschlecht* werden geschlechtsbezogene allgemeine und soziodemographische Daten und im Kapitel *Unterschiede nach Alter* entsprechend altersbezogene allgemeine Daten dargestellt. Es folgt dann ein Kapitel *Rollstuhlabhängige Patienten*, in dem die Besonderheiten der Rollstuhlfahrer gegenüber gehfähigen Patienten beschrieben werden. Die letzten beiden Kapitel, *Lebensqualität und Zufriedenheit* im Leben und *Zufriedenheit mit dem Berliner Landesverband der DMSG,* befassen sich mit dem Kern dieser Befragung, mit der Lebensqualität.

Patientencharakteristika

Motivation

Als die Befragung geplant war, waren sich die Autoren bewusst darüber, was sie den Patienten abverlangten. Es mussten von den 645 Studienteilnehmern jeweils 24 Seiten Fragen bearbeitet werden. Dies war eine enorme Leistung. Es war nicht von Anfang an sicher, dass die Betroffenen sich in ausreichender Zahl an solch einer aufwendigen Befragung beteiligen würden. Insbesondere Betroffene mit Sehstörungen, Fatigue, Depression, Koordinationsstörungen der Hände waren durch die Arbeit, die eine Bearbeitung solch zahlreicher Fragen bedeutet, sicherlich belastet. An dieser Stelle muss ein ganz großes Lob und Dankeschön ausgesprochen werden.

Bevor mit der Auswertung begonnen werden soll, muss an dieser Stelle gezeigt werden, dass die Studienteilnehmer ausreichend motiviert waren, an einer solchen Befragung teilzunehmen. Nur mit ausreichender Motivation konnte sichergestellt werden, dass Fragen ausreichend vollständig und aufrichtig beantwortet wurden und zu verwertbaren Ergebnissen führten.

Die meisten Studienteilnehmer empfanden das Ausfüllen der Fragebögen ‚anregend und aufschlussreich' (71,3%), 11,8% fanden die Bearbeitung ‚ziemlich langweilig', 11,3% ‚eher lästig' und nur 1,9% ‚richtig unangenehm'. Insgesamt ergab sich also eine hohe Akzeptanz für die Befragung.

Die Motivation schien bei den Studienteilnehmern also gut gewesen zu sein, was dafür spricht, dass für MS-Patienten wichtige Inhalte ihres Alltagslebens Gegenstand der Fragebögen waren. Nur wenige MS-Betroffene fanden die Befragung lästig oder unangenehm.

Soziodemographische und krankheitsbezogene Daten

Tab. 1 zeigt die Patienten-Charakteristika. Krankheitsdauer und Dauer vom ersten Symptom der MS bis zur Diagnosestellung sind dargestellt.

In Abb. 4 sind die Verteilungen des Alters zum Befragungszeitpunkt, des Alters bei Krankheitsbeginn (erste Beschwerden) und die Zeit, die bis zur Diagnosestellung benötigt wurde, grafisch dargestellt.

Der Gipfel der Altersverteilung bei Erkrankungsbeginn war wie erwartet zwischen 20 und 40 Jahren. Der Verteilungsgipfel repräsentiert die Alters-

Tabelle 1: Krankheitsbezogene und soziodemographische Daten der 645 Befragten

Alter und Verlauf in Jahren

Zeiten (Jahre)	Mittelwert	Standardabweichung		
Alter	47,4	12,3		
Alter MS-Beginn	32,0	9,8		
Zeit bis zur Diagnose	4,5	6,1		
Krankheitsdauer	15,4	9,6		

Geschlecht (Anteil weiblicher und männlicher Patienten)

Geschlecht	Weiblich	Männlich		
Anteil in %	76,0%	24,0%		

Verlaufstyp

Verlauf	Schubförmig	Progredient		
Anteil in %	33,3	66,7		

Behinderungsgrad (EDSS)

EDSS	0,0 bis 4,0	4,5 bis 6,0	6,5 bis 7,5	8,0 bis 9,5
Anteil in %	13,0	20,4	45,9	20,7
	Leicht behindert	Mäßig behindert	Schwerbehindert	Schwerstbehindert

Patientencharakteristika 17

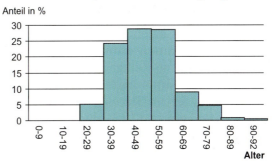

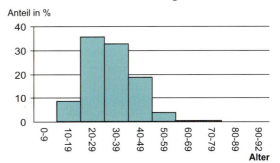

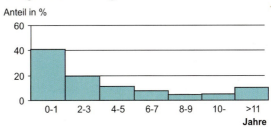

Abb. 4: Altersverteilung, Altersverteilung bei Erkrankungsbeginn (erste Beschwerden) und Verteilung der Zeiten vom ersten Symptom bis zur Diagnosestellung.

gruppe, die am häufigsten durch Studienteilnehmer besetzt war. Der jüngste Studienteilnehmer war 23 Jahre alt, der älteste 92 Jahre.

Die Zeit zwischen Symptombeginn und Diagnosestellung war im Mittel 4,5 Jahre mit einer Streubreite von *0–1 Jahre* bis zu *über 11 Jahre*. Etwa 10% der Patienten mussten mehr als 11 Jahre warten, bis die Diagnose MS gestellt wurde. Die Krankheitsdauer schwankte zwischen 0 und 59 Jahren und betrug im Mittel 15,4 Jahre. Insgesamt hatten 32,5% der Patienten eine Krankheitsdauer von unter 10 Jahren und 9,5% der Patienten eine Krankheitsdauer von über 30 Jahren.

Sowohl im Alter, im Alter bei Erkrankungsbeginn und in der Erkrankungsdauer unterschieden sich die Männer nicht signifikant von den Frauen.

Aufgrund des Skalenniveaus (so genanntes Ordinalskalenniveau) darf die arithmetische Mittelwertbildung bei der EDSS-Skala nicht angewandt werden. Der Median (eine andere Form des Mittelwertes) des EDSS war ‚6,5–7,5'. Im Mittel hatten also die Patienten der Studie einen relativ hohen EDSS, der im Bereich der Gehunfähigkeit lag. Ein EDSS zwischen 0,0 und 4,0 kam in 13,0% der Fälle vor, 20,4% hatten einen EDSS von 4,5 bis 6,0, 45,9% einen EDSS von 6,5 bis 7,5 und 20,7% hatten einen EDSS von 8 oder mehr. Es waren also 66,6% der Betroffenen schwer oder schwerst behindert (EDSS über 6,0). In Abb. 5 ist die Verteilung des EDSS dargestellt.

Der relative schwere mittlere Behinderungsgrad kommt auch in dem Anteil der Rollstuhlabhängigen unter den Studienteilnehmern zum Ausdruck. Es waren 47,6% aller Patienten rollstuhlabhängig ohne signifikante Unterschiede zwischen Frauen und Männern.

Partnerschaft und Haushalt. Während bei 27,3% der Patienten der Haushalt nur aus einer Person bestand, nämlich dem Patienten selbst, bestand bei 62,7% der Haushalt aus mehr als einer Person. Die meisten Haushalte waren Paargemeinschaften mit 2 Personen (44,4% der Patienten).

21,8% der Betroffenen hatten Kinder (Personen unter 18 Jahren) im Haushalt. Der Familienstand war bei 24,2% *ledig*, bei 56,6% *verheiratet*, bei 5,3% *verwitwet* und bei 13,9% *geschieden*. Von allen Studienteilnehmern

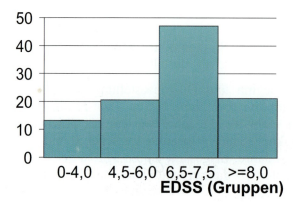

Abb. 5: Verteilung des Behinderungsgrades (EDSS)

hatten 32,8% keine Partnerschaft, waren also alleine. Mehr als 2/3 der Patienten hatten dementsprechend eine feste Partnerschaft.

Die meisten MS-Betroffenen lebten in der eigenen Wohnung (96,9%), nur 0,9% in einem Wohnheim und 1,4% in einem Pflegeheim. Von 0,8% der Befragten waren keine verwertbaren Angaben zu erhalten.

Arbeit, Beruf und Grad der Behinderung. Von den Studienteilnehmern war ein Anteil von 73,8% nicht berufstätig, 8,0% halbtags berufstätig, 18,2% ganztags berufstätig. Also insgesamt war nur etwa jeder vierte Befragte (26,2%) überhaupt berufstätig.

Wenn man nur die für die Berufstätigkeit interessierenden Altersgruppen von 18 bis 65 Jahren betrachtet (etwa 90% der Befragten), dann war der Anteil an Berufstätigen 28,3% (8,7% halbtags und 19,6% ganztags). Dies entsprach in etwa dem Anteil an Berufstätigen in der Gesamtgruppe (26,2%). Dieser geringe Unterschied der potentiell vom Alter her erwerbsfähigen Personen

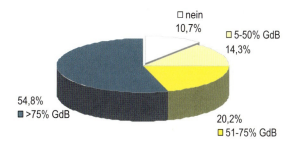

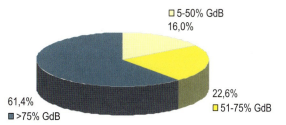

Abb. 6: Studienteilnehmer mit Schwerbehindertenausweis (oben) und Grad der Behinderung (GdB) bei den Ausweisinhabern (unten).

zu der Gesamtgruppe legte den Verdacht nahe, dass ein großer Anteil an Patienten erwerbsunfähig war. Dieser Verdacht wurde bestätigt. Von den insgesamt 471 nicht berufstätigen Befragten waren 221 erwerbsunfähig (100% erwerbsgemindert), 250 waren erwerbslos, jedoch nicht erwerbsunfähig. Darüber hinaus musste man annehmen, dass bei den 250 Erwerbslosen ein wesentlicher Anteil krankheitsbedingt nicht mehr arbeitete. Dafür spricht, dass ein erheblicher Teil der Befragten einen Schwerbehindertenausweis hatte. Einen Schwerbehindertenausweis besaßen 89,3% der Mitglieder, 10,7% hatten keinen. Mehr als die Hälfte hatte über 75% GdB (Grad der Behinderung). Die Verteilung der Behinderungsgrade ist in Abb. 6 dargestellt. Selbst wenn Patienten also nicht aufgrund ihrer Erkrankung erwerbsunfähig waren, hatten sie zumindest eine amtlich anerkannte, meist schwere Behinderung. Viele von ihnen dürften im Arbeitsleben eine deutlich verminderte Leistungsfähigkeit gehabt haben.

Gehstrecke. Die Gehstrecke war bei den meisten MS-Kranken vermindert und 25,9% konnten gar keinen Schritt mehr laufen. Gehstrecken von mehr als 2 km konnten nach eigenen Angaben von 4,6% der Studienteilnehmer noch bewältigt werden. Gehstrecken von mehr als 500 m gaben 24,0% der MS-Kranken an. Die Verteilung der Personen mit verschiedenen Geh-

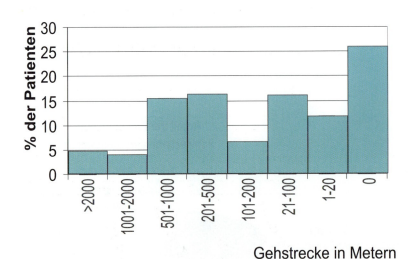

Abb. 7: Gehstrecken, die von den Befragten bewältigt werden konnten (n = 501).

strecken ist in Abb. 7 dargestellt. Bei etwas über 20% der Befragten konnten allerdings keine verwertbaren Angaben über die Gehstrecke gemacht werden, da die Frage nicht oder nicht plausibel beantwortet wurde, so dass diese Patienten aus der Auswertung herausfielen.

Gleichgewichtsstörungen. Mindestens 82,6% der Befragten (7,8% ohne Angaben) gaben an, zumindest *manchmal* Gleichgewichtsstörungen zu haben und 39,0% gaben an, *immer* Gleichgewichtsstörungen zu haben.

Mobilität und Behinderung. Die meisten Patienten konnten ohne fremde Hilfe das Haus verlassen (68,3%), waren also soweit unabhängig und mobil, dass sie auf die Straße konnten, ohne darauf zu warten, dass jemand ihnen half. Bei fast einem Drittel der Patienten war diese Mobilität jedoch nicht gegeben. Von den Befragten hatten 46,2% einen Anspruch auf die Benutzung des Telebus, wovon jeder Vierte den Telebus auch tatsächlich mindestens einmal pro Woche nutzten.

Hilfsmittel. Gehhilfen wurden von 61,3% der MS-Betroffenen benötigt, 38,7% hatten keine Hilfsmittel für das Laufen (245 Patienten); 302 Patienten hatten einen Rollstuhl, 97 einen Rollator und 155 hatten Unterarmgehstützen. Bei der Befragung nach Hilfsmitteln, die verwendet wurden, waren Mehrfachnennungen möglich. Eine rollstuhlgerechte Wohnung wurde in 19,5%, Haushaltshilfen in 54,3% und behindertengerechte Umbauten wurden in 18,3% der Fragebögen genannt. Nur 5,0% hatten Essen auf Rädern und bei 12,2% war ein Sozialarbeiter vorhanden (Abb. 8). Die relativ niedrige Zahl an rollstuhlgerechten Wohnungen erstaunt angesichts der Tat-

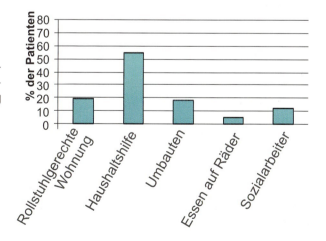

Abb. 8: Hilfen, Wohnungsveränderungen und Institutionen, die zur Verfügung standen.

sache, dass nahezu die Hälfte (47,6%) der Studienteilnehmer auf den Rollstuhl angewiesen waren.

Von vornherein hatten 36,3% der Wohnungen einen Fahrstuhl, 36% der Befragten gaben an, eine behindertengerechte Wohnung zu haben, allerdings fast die Hälfte (17,2%) musste durch eigene Umbauten behindertengerecht eingerichtet werden. Pflegehilfen wurden von 36,9% der Betroffenen benötigt. Ohne Hilfe essen konnten uneingeschränkt (immer) 80,9% der Patienten, 8,2% konnten dies nur häufig, 6,1% manchmal und 4,8% der Befragten konnten nie ohne Hilfe essen.

Insgesamt waren die Patienten, die an der Befragung teilnahmen, relativ schwer behindert, was sich in dem relativ fortgeschrittenen EDSS zeigte, aber auch in der Tatsache, dass ein hoher Anteil an rollstuhlabhängigen Patienten gezählt wurde. Es waren kaum Studienteilnehmer an der Befragung beteiligt, die nicht oder nur wenig behindert waren. Daraus ergibt sich die Vermutung, dass überwiegend Patienten im fortgeschrittenen Stadium der Erkrankung in der DMSG organisiert sind bzw. an dieser Befragung teilgenommen haben. Es scheint so, dass erst nach längerer Krankheitsdauer die Bereitschaft und Notwendigkeit bei den Einzelnen erwächst, sich zu organisieren. Oder aber, schwerer behinderte Betroffene sind eher bereit, sich an solchen Frageaktionen, wie hier vorliegend, zu beteiligen. Möglicherweise sind in den ersten Jahren Verdrängungsmechanismen und mangelnde Krankheitsbewältigung der Grund dafür, sich nicht mit Gleichgesinnten zusammenzutun und professionelle Hilfe anzunehmen. Das Vermeiden des Kontaktes zu Mitbetroffenen mag ein Grund dafür sein, dass günstige Krankheitsbewältigung verzögert wird, so dass letztlich ein Teufelskreislauf entsteht. Viele psychosoziale Fehlentwicklungen und viele Fehlentscheidungen, die gerade zu Beginn einer MS-Karriere getroffen werden, wären wahrscheinlich vermeidbar, wenn MS-Erkrankte von Anfang an über die DMSG professionell betreut würden. Diese Probleme sollen am Schluss des Buches anhand von erhobenen Daten diskutiert werden.

Regelmäßige ärztliche Betreuung. Fast alle Studienteilnehmer hatten eine regelmäßige ärztliche Betreuung (94,4%), jedoch nicht alle hatten eine regelmäßige *neurologische* Betreuung. Eine regelmäßige neurologische Betreuung nahmen 83,7% der Erkrankten in Anspruch, bei 16,3% der MS-Kranken war dies nicht der Fall, obwohl sie eine neurologische Grunderkrankung, nämlich die MS, hatten. Außerdem waren 39,5% der Patienten in regelmäßiger allgemeinmedizinischer Betreuung und 30,4% in regelmäßiger internistischer Betreuung. Abb. 9 zeigt die Ergebnisse grafisch.

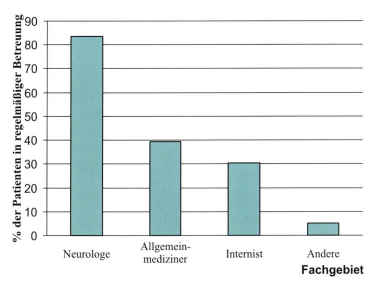

Abb. 9: Anteil der Befragten mit regelmäßiger Arztbetreuung, getrennt nach Fachgebieten (Mehrfachnennungen möglich).

Schmerzen. Etwas mehr als ¼ der Studienteilnehmer hatten so gut wie nie Schmerzen (27,0%), die anderen Patienten hatten mehr oder weniger oft Schmerzen, wobei 29,5% über ständige Schmerzen klagten (bei 1,2% keine verwertbaren Angaben). Die früher häufig gehörte Meinung, MS sei eine schmerzlose Krankheit, scheint sich hier also überhaupt nicht zu bestätigen. Die Mehrzahl der Studienteilnehmer hatte eine Schmerzproblematik.

Lesen. Auf die Frage, ob die Studienteilnehmer einen Zeitungsartikel lesen könnten, gaben 64,7% an, dies ohne Probleme tun zu können, 35,3% gaben Probleme beim Lesen an, wobei 3,4% der Befragten meinten, sie könnten einen Zeitungsartikel ‚gar nicht' lesen. Wenngleich die Gründe, warum die Patienten nicht oder erschwert lesen konnten, nicht explizit zu erfragen waren, gingen wir davon aus, dass Sehstörungen bei MS die häufigste Ursache für Probleme mit dem Lesen waren. Natürlich sind darunter auch MS-Betroffene, die aufgrund von Fatigue, Konzentrationsstörungen oder anderen Problemen die Frage entsprechend beantworteten. Lesen ist in unserer Gesellschaft eine wichtige Form der Kommunikation und Partizipation. Die Beeinträchtigung dieser Funktion bedeutet für die kommunikativen Fähigkeiten einen bedeutsamen Verlust, egal, ob die Ursachen Sehstörungen oder andere Störungen sind. Auf die Bedeutung der Kommunikationsfähigkeit soll am Ende des Buches detaillierter eingegangen werden.

Fatigue. Fatigue ist der Fachbegriff für abnorme Erschöpfbarkeit und Ermüdbarkeit. Bei MS-Kranken ist dieses Symptom in aller Regel MS-bedingt und hängt mit der Verteilung der Entzündungsherde, der Marklagerschädigung insgesamt und möglicherweise mit Entzündungsmediatoren zusammen. Genaue Zusammenhänge sind noch nicht bekannt, obwohl neuere Studien dafür sprechen, dass es sich um eine vermehrte Aktivierung weitreichender Hirnareale handelt, um Ausfälle in den betroffenen Arealen zu kompensieren. Diese Überaktivierung führt vermutlich zu einer Erschöpfung im wahrsten Sinne des Wortes, die von den Patienten als eben solche auch erlebt wird.

Über ‚ziemlich starke' oder ‚starke' Erschöpfung im täglichen Leben beklagten sich 67,5% der Studienteilnehmer, zusätzlich gab es eine Gruppe von 27,7%, die angab, ‚ein wenig' erschöpft zu sein. Lediglich 4,8% der Patienten gaben an, sie fühlten sich ‚überhaupt nicht' erschöpft. Diese Daten sprechen dafür, dass es sich bei der MS-bedingten Fatigue um ein sehr häufiges Symptom handelt. Es darf bereits an dieser Stelle vermutet werden, dass diese häufig auftretende Beeinträchtigung eine Bedeutung für die Lebensqualität hat. Fatigue ist bei manchen Patienten so ausgeprägt, dass sie sich mehrmals täglich stundenlang ausruhen und nach bereits geringer körperlicher Belastung erholen müssen. Die gesamte Leistungsfähigkeit im Alltag wird dadurch wesentlich beeinträchtigt.

Therapien. Regelmäßig nahmen 78,2% aller Studienteilnehmer Medikamente. Hinsichtlich therapeutischer Möglichkeiten bei MS unterscheidet man bei der medikamentösen eine rein symptomatische Therapie von einer Schubtherapie und einer prophylaktischen (immunmodulatorischen) Therapie. Neben diesen drei grundlegenden medikamentösen Strategien (Schubtherapie, langfristige Immuntherapie und symptomatische Therapie) gibt es jedoch auch nicht-medikamentöse Behandlungsmöglichkeiten, die zusätzlich angewandt werden sollten.

Die Schubtherapie dient dazu, im Falle eines akuten Schubes, diesen zu begrenzen und die Rückbildung zu begünstigen. Ziele der Schubtherapie sind also die Besserung der Symptome, die Verkürzung der Schubdauer und die Minimierung des möglicherweise zurückbleibenden Schadens. Als Mittel steht hierfür „Kortison" zur Verfügung. Kortikoide (sozusagen die Familie von „Kortison") sollten dabei hochdosiert intravenös über eine Infusion wenige Tage lang gegeben werden. Zu Kortikoiden als Schubtherapie gibt es praktisch keine vernünftigen Alternativen.

Die prophylaktische Immuntherapie dient im Gegensatz zur Schubtherapie dazu, den Krankheitsverlauf zu bremsen, das Risiko für Schübe und Behinderungszunahme zu reduzieren. Diese Therapieform ist eine langfristige Therapie, eine Dauertherapie. Beispiele hierfür sind die Beta-Interferone (Betaferon®, Avonex®, Rebif®), Copaxone® (Glatirameracetat), Imurek® (Azathioprin), Novantron® (Mitoxantron), Immunglobuline und andere immunmodulatorische oder immunsuppressive Substanzen.

Die symptomatische Therapie ist nicht in der Lage, den Krankheitsprozess der MS zu beeinflussen, sondern sie vermindert nur bereits bestehende Symptome. Sie ist auch nicht in der Lage, einen Schub abzumildern. Sie ist dennoch wichtig, da bestehende Symptome häufig drastisch gebessert werden können. Beispiele hierfür sind Antispastika gegen Spastik, Antidepressiva gegen Depressionen, Analgetika gegen Schmerzen, Medikamente gegen Blasenstörungen und Arzneimittel gegen Müdigkeit.

Neben diesen drei medikamentösen Therapiestrategien gibt es als nichtmedikamentöse Therapien z. B. Physiotherapie (Krankengymnastik), physikalische Maßnahmen (z. B. Eisbehandlung, Elektrotherapie), Massagen, kognitives Training (gegen Konzentrationsstörungen), Logopädie (gegen Sprech- und Sprachstörungen) und viele andere.

Kortikoide. In den letzten zwei Jahren vor der Befragung erhielten 51,5% aller Patienten keine Kortikoide, 22,5% einmal, 10,7% zweimal und 15,3% mehrmals Kortikoide. Die Kortikoidtherapie wird üblicherweise zur Schubtherapie angewandt. Deshalb war zu erwarten, dass Kortikoide insbesondere bei den schubförmigen Verläufen gegeben wurden.

Tatsächlich hatten nur 40,2% der Patienten mit chronischem MS-Verlauf in den letzten zwei Jahren Kortikoidtherapien erhalten. Bei schubförmigem Verlauf bekamen 65,1% der Patienten Kortikoidtherapien, was zeigt, dass die Kortikoidgabe in vielen Fällen an Schübe gebunden war. Dieser Unterschied war hochsignifikant (p < 0,001). Die Angaben über den eigenen Verlaufstyp müssen allerdings kritisch hinterfragt werden, da häufig für den Betroffenen keine sichere Zuordnung der eigenen Krankheit zum Verlaufstyp der MS möglich ist.

Immuntherapien. Nach absteigender Häufigkeit geordnet, wurden folgende Immuntherapien angegeben: Betaferon® 7,6% (Avonex® und Rebif® waren zum Zeitpunkt der Befragung noch nicht zugelassen), Imurek® 6,6%, COPAXONE® (Glatirameracetat) 3,1%, Methotrexat 1,1%. Diese Therapien wurden als Prophylaxe gegeben.

Andere Therapien. Neben den eben beschriebenen Immuntherapien erhielten 27,4% Antispastika. Antispastika sind ein Beispiel für symptomatische Therapien.

Nebenwirkungen. 4,7% der Befragten gaben an, Nebenwirkungen zu haben. Dieser Anteil an Nebenwirkungen erschien relativ gering, jedoch waren die unerwünschten Arzneimittelwirkungen, die geschildert wurden, sehr inhomogen und in ihrer Wertigkeit nicht miteinander vergleichbar (leichte Nebenwirkungen wie z. B. „müde" neben schweren Nebenwirkungen wie z. B. „Infektion von Injektionsstellen").

Homöopathie, Enzymtherapie und andere Therapien, denen zum Teil eine wissenschaftliche Basis fehlt, wurden nur relativ selten genannt. Eine Ausnahme bildeten allerdings die Vitamine, die von nahezu einem Viertel aller Befragten genommen wurden. In Tab. 2 sind die Zahlen zusammengefasst. Heute dürfte der Anteil derjenigen MS-Kranken, die immunmodulatorische Behandlungen bekommen, wesentlich gestiegen sein. Damals war lediglich das Betaferon zugelassen bzw. kurz vor der Zulassung.

Krankengymnastik erhielten 75,7% der Befragten, andere Körpertherapien (Yoga, autogenes Training etc.) 20,0%, Naturheilverfahren 9,3% und Psychotherapie 11,3%. Bei der Krankengymnastik ist zu befürchten, dass inzwischen aufgrund des Kostendrucks im ambulanten Bereich der Anteil der Patienten, die davon regelmäßig profitieren können, gesunken ist.

Klinikaufenthalte wegen MS. Etwa 1/8 aller Befragten gab an, wegen MS nie in einer Klinik gewesen zu sein (13,7%), der Rest war mindestens einmal wegen der Erkrankung in einem Krankenhaus. Im Durchschnitt waren die Befragten bislang 3,5 mal in Kliniken. Wegen anderer Erkrankungen waren sie im Durchschnitt etwa 1,8 mal bis zum Zeitpunkt der Befragung in Kliniken. Diese Angaben beruhen auf den Einschätzungen der Befragten und sind sicherlich mit gewissen Unsicherheiten behaftet.

Tabelle 2: Medikamente, die regelmäßig genommen wurden

Medikament	Anteil der Befragten in %
Antispastika	27,4
Vitamine	21,7
Betaferon®	7,9
Imurek®	7,4
Copaxone®	3,1
Enzyme	2,2
Homöopathie	1,6
Methotrexat	1,1

Verlauf. Die Verlaufsform der Erkrankung war bei 66,4% chronisch und bei 33,6% ‚mit noch vorhandenen Schüben'. Es überwogen nach Selbsteinschätzung der Studienteilnehmer also chronische Verläufe, was angesichts der hohen mittleren Krankheitsdauer von ca. 15 Jahren nicht verwundert, da nach 15 Jahren selbst die anfänglich rein schubförmig-remittierend verlaufende MS häufig eine sekundär chronisch progrediente Verlaufsform angenommen haben. Soweit aus den Angaben der Befragten zu schließen war, hatten von den 66,4% mit chronischen Verläufen etwa 36,3% (also etwa die Hälfte) einen chronisch progredienten Verlauf mit noch nachweisbaren Schüben, während etwa 30,1% einen progredienten Verlauf ganz ohne Schübe zum Befragungszeitpunkt hatten.

Lebensbewältigung. Auf die Frage, ob sie den Eindruck hätten, die Probleme des Lebens zu meistern, das *Leben zu bewältigen*, gaben 48,1% an, mehr oder weniger Probleme zu haben, das Leben zu meistern, während 51,9% gar keine oder meistens keine Probleme damit hätten. In den *Aktivitäten des täglichen Lebens* fühlten sich 73,0% mittelgradig, stark oder vollständig eingeschränkt, bei dem Rest fehlten entweder Angaben zu diesem Punkt oder es war die Angabe „keine Schwierigkeiten" (3,6%) gemacht worden. Auf die Frage nach *Lebensängsten* gaben 50,9% an, häufig bis sehr häufig Lebensängste zu haben. 48,2% würden selten bis gelegentlich Lebensängste empfinden und nur 0,9% verneinten Lebensängste.

Die Befragten sollten ihren *eigenen Gesundheitszustand* abschätzen. Dabei ergab sich die folgende Verteilung: sehr gut (1,9%), gut (14,2%), zufrieden stellend (35,3%), weniger gut (35,1%), schlecht (13,5%). Das heißt, wenn man die ersten beiden Kategorien zusammenrechnet, dass insgesamt 52,0% (mehr als die Hälfte) der Befragten ihren Gesundheitszustand als zufrieden stellend oder besser erlebten.

Insgesamt wurden also zahlreiche Angaben über Probleme der Lebensbewältigung, über Probleme in den Aktivitäten des täglichen Lebens, über Lebensängste und Klagen über den eigenen Gesundheitszustand gemacht. Dabei fiel auf, dass besonders häufig die Aktivitäten des täglichen Lebens und Probleme in der Bewältigung genannt wurden. Vergleichsweise wenig wurde der eigene Gesundheitszustand beklagt. Diese Daten gaben deutliche Hinweise darauf, dass das, was unter „Lebensqualität" zu verstehen ist, nicht nur vom Gesundheitszustand (der körperlichen Behinderung) abzuhängen schien, sondern eine psychische (Ängste) und eine soziale (Aktivitäten) Komponente beinhaltete. Diese Komponenten sollen im Abschnitt *Lebensqualität und Zufriedenheit im Leben* erläutert werden.

Risikofaktoren

Es wurde nach den Risikofaktoren Übergewicht, Stress, Bluthochdruck, Nikotin, Zuckerkrankheit und Bewegungsmangel gefragt; wenngleich es sich dabei nicht um MS-spezifische Risikofaktoren handelt, sondern um generelle Risikofaktoren für kardiovaskuläre Erkrankungen (z. B. Herzinfarkt, Schlaganfall). In Tab. 3 sind die Risikofaktoren aufgeführt, welche die Befragten auf den Fragebögen ankreuzten. Bewegungsmangel war häufig vertreten, zum großen Teil dürfte es sich dabei um behinderungsbedingten Bewegungsmangel gehandelt haben.

Tabelle 3: Risikofaktoren, die von den Befragten angegeben wurden

Risikofaktor	Anteil der Befragten in %
Bewegungsmangel	55,5
Stress	31,0
Rauchen	28,2
Übergewicht	22,0
Bluthochdruck	10,5
Alkohol	6,4
Zuckerkrankheit (Diabetes mellitus)	4,7

Unterschiede nach Geschlecht

Im Kapitel zuvor wurden die Charakteristika aller Studienteilnehmer beschrieben. An dieser Stelle sollen Unterschiede zwischen Frauen und Männern geprüft werden.

In dieser Studie waren 76,0% weiblich und 24,0% männlich. Diese Verteilung entsprach unseren Erwartungen, dass 2–3mal mehr Frauen als Männer von der Erkrankung betroffen sind. Die Altersverteilungen beider Geschlechter waren vergleichbar, wenngleich im Mittel die Männer etwas älter waren (Tab. 1). Im Mittel waren Männer 47,7 und Frauen 47,3 Jahre alt zum Zeitpunkt der Erhebung. Dieser Unterschied war nicht signifikant. Ebenso wenig signifikant waren die Geschlechtsunterschiede bezüglich des Erkrankungsalters und der Krankheitsdauer. Frauen und Männer waren also vergleichbar hinsichtlich ihres Alters bei der Erhebung, des Alters zu Beginn der Erkrankung und der Krankheitsdauer.

Arbeit und Beruf. Nur 25,3% der Frauen gegenüber 28,8% der Männer waren berufstätig ($p < 0{,}05$). Dieser Unterschied war signifikant, beruhte

Unterschiede nach Geschlecht

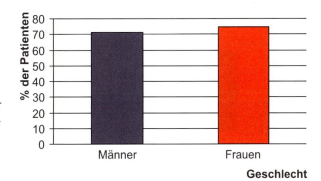

Abb. 10:
Frauen waren häufiger nicht berufstätig als Männer (p < 0,05).

also wahrscheinlich nicht auf Zufall. Die grafische Darstellung dieses Ergebnisses findet sich in Abb. 10.

Frauen hatten geringfügig häufiger keinen *festen Partner* (34,6%), verglichen mit Männern (27,6% ohne feste Partnerschaft). Dieser Unterschied war statistisch nicht signifikant. Frauen waren häufiger unverheiratet, geschieden, verwitwet und ledig als Männer. Dieser Unterschied war statistisch signifikant (p < 0,05). Die Verteilung des Familienstandes ist in Abb. 11 dargestellt. Unter den Frauen waren 53,9% verheiratet, unter den Männern 65,5%.

Die Häufigkeiten der *Verlaufsformen* schubförmig bzw. chronisch waren bei beiden Geschlechtern signifikant unterschiedlich ($\chi^2 = 4,2$; df = 1; p = 0,039). Männer hatten häufiger chronische Verläufe als Frauen (73,5% gegenüber 64,6%). Insgesamt kamen chronische Verläufe bei 66,4% der Patienten vor. Diese Zahlen beruhen auf Selbsteinschätzungen der Patienten und sind daher mit gewissen Unsicherheiten behaftet. Männer neigen eher zu chronischen Verläufen als Frauen, was auch in der Literatur beschrieben wird. Krankheitsdauer und Alter können diesen Unterschied nicht erklären, da beide Variablen zwischen den Geschlechtern nicht unterschiedlich waren. Auch der EDSS war in beiden Gruppen vergleichbar (keine signifikanten Unterschiede).

Auf die Frage, ob die Betroffenen sich in letzter Zeit nie, manchmal, oft oder immer *niedergeschlagen und traurig* fühlten, antworteten sie wie folgt. Frauen erlebten sich häufiger als traurig, verglichen mit Männern. Dieser Unterschied war hochsignifikant (p < 0,001). ‚Oft traurig/niedergeschlagen' oder ‚immer traurig/niedergeschlagen' wurde von 35,5% der

Kein Partner

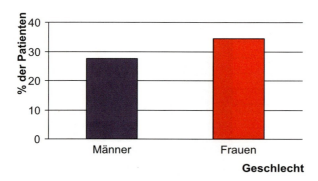

Familienstand

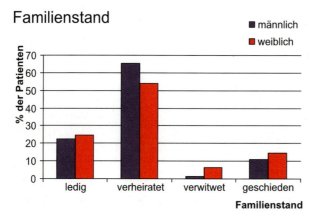

Abb. 11:
Oben: Der Anteil der Befragten ohne Partner war nicht signifikant unterschiedlich zwischen Frauen und Männern (p = 0,10).
Unten: Frauen waren signifikant seltener verheiratet als Männer (p = 0,013).

Frauen aber nur von 21,6% der Männer angegeben. Dementsprechend gaben weniger Frauen an, sie seien nie oder manchmal traurig bzw. niedergeschlagen (Abb. 12).

Traurigkeit

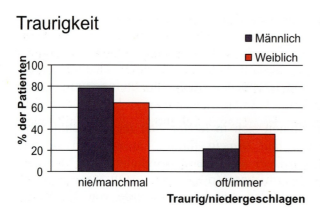

Abb. 12:
Traurigkeit und Niedergeschlagenheit wurde von Frauen häufiger angegeben als von Männern (p < 0,05).

„Kortison" in den letzten 2 Jahren

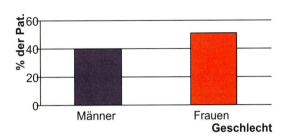

Abb. 13: Anteil der Befragten mit Kortikoidtherapie in den letzten zwei Jahren (p < 0,05).

Frauen hatten in den vergangenen zwei Jahren vor der Erhebung häufiger *Kortikoidtherapien* als Männer. Die Kortikoidtherapie ist die einzige wirksame Schubtherapie, die als hochdosierte intravenöse Kurzzeit-Therapie (wenige Tage) angewandt werden sollte. Der Unterschied zwischen Männern und Frauen war signifikant (Abb. 13).

Bei der Auswertung der Verlaufstypen haben wir gesehen, dass Frauen häufiger noch schubförmige Verläufe zum Erhebungszeitpunkt hatten als Männer, wodurch die häufigere Anwendung der Kortikoidtherapie als Schubtherapie erklärt wurde. Der Anteil der Befragten mit Hilfsmitteln (Gehhilfen) war zwischen den Geschlechtern nicht signifikant unterschiedlich. Das Alter war in beiden Gruppen vergleichbar. Auch der Grad der Behinderung (EDSS) war zwischen Frauen und Männern vergleichbar, so dass diese Faktoren nicht dafür verantwortlich gemacht werden konnten, dass Frauen häufiger Kortikoidtherapien erhielten.

Unterschiede nach Alter

Die Patienten, die in den letzten zwei Jahren vor der Befragung Kortikoide bekamen („Kortison-Therapie") waren im Mittel jünger als die, die keine Behandlungen mit Kortikoiden erhielten. Dieser Unterschied war signifikant (Abb. 14). Eine wahrscheinliche Erklärung für diesen Unterschied ist, dass ältere Patienten, die einen höheren EDSS-Punktewert haben, mit höherer Wahrscheinlichkeit keine Schübe mehr haben und damit die „Kortison"-Therapie, die ja in der Regel eine Schubtherapie darstellt, nicht mehr angewandt wurde.

59,5% der Betroffenen mit chronischen Verlaufsformen hatten in den letzten zwei Jahren kein Kortison während nur 34,9% der Patienten mit schubförmigen Verläufen keine Kortikoidtherapie bekommen haben. Dieser

Alter und Kortikoidtherapie

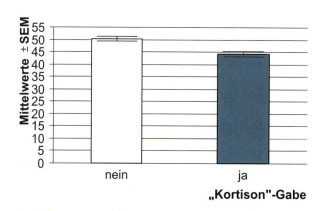

Abb. 14: Alter (Mittelwert MW und Standardfehler des Mittelwertes SEM) bei Patienten mit und ohne Kortikoidtherapie in den letzten zwei Jahren.

Unterschied war hochsignifikant ($\chi^2 = 37{,}0$; $p < 0{,}001$). Dieser signifikante Unterschied blieb bestehen, auch wenn der Effekt der Krankheitsdauer berücksichtigt wurde (Mantel-Haenszel-Statistik). Unabhängig von der Krankheitsdauer schien also die Therapie mit Kortikoiden in erster Linie davon abzuhängen, ob noch Schübe vorhanden waren, und in zweiter Linie davon, ob der EDSS nicht zu hoch war. Darüber hinaus ist es häufig schwierig, bei sehr behinderten MS-Kranken noch Schübe zu erfassen. Schwerbehinderte und Patienten mit chronischen Verläufen erhielten weniger Kortikoide aufgrund der fehlenden oder geringeren Schubaktivität der Erkrankung.

Abb. 15 zeigt die Altersabhängigkeit. Je älter ein MS-Patient, desto höher im Mittel der Behinderungsgrad. Von den über 40-jährigen hatten 74,8% einen EDSS-Wert von über 6,0, waren also kaum mehr oder gar nicht

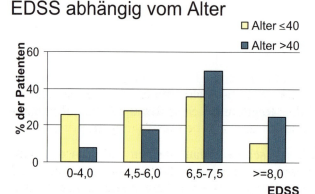

Abb. 15: EDSS bei Patienten unter und über 40.

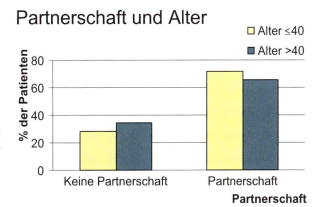

Abb. 16: Partnerschaft bei Patienten unter und über vierzig Jahre.

mehr gehfähig (schwer und schwerst behindert). Dagegen hatten von den unter 40-jährigen 46,0% einen EDSS-Wert von über 6,0. Dieser Alterseffekt setzt sich zusammen aus der Krankheitsdauer (je länger die Krankheit besteht, desto höher im Mittel der Behinderungsgrad) und dem Krankheitsbeginn (je später die Krankheit beginnt, desto rascher wird ein höherer Behinderungsgrad im Mittel erreicht). Auch wenn der Effekt der Krankheitsdauer herausgerechnet wurde, blieb noch ein schwacher, aber signifikanter Zusammenhang (Partialkorrelation r = 0,20 unter Kontrolle der Krankheitsdauer) zwischen EDSS und Alter. Alter (und damit Alter bei Erkrankungsbeginn) schien ein ungünstiger Prädiktor zu sein für schwerere Behinderung. Dieser Zusammenhang ist aus der Literatur bekannt. Je später eine MS beginnt, desto schneller wird ein höherer Behinderungsgrad erreicht (häufig primär chronisch progrediente MS). Je länger eine MS besteht, desto höher der Behinderungsgrad im Mittel.

Der Anteil der Patienten ohne Partner war in den Altersgruppen unter 40 und über 40 nicht signifikant unterschiedlich. Die Anteile derjenigen ohne Partner war 28,4 bzw. 34,5% (Abb. 16).

Rollstuhlabhängige Patienten

Rollstuhlabhängig waren 47,6% der Studienteilnehmer, also fast die Hälfte. Der Anteil an gehfähigen MS-Betroffenen betrug damit 52,4%. „Rollstuhlabhängigkeit" wurde auf der Basis der Angaben der Befragten bewertet.

Krankheitsdauer. Rollstuhlabhängige Patienten waren im Mittel ca. 7 Jahre länger erkrankt als gehfähige Patienten. Letztere waren im Mittel 12,2 Jahre lang erkrankt, während erstere 19,0 Jahre lang erkrankt waren. Die-

Krankheitsdauer und Rollstuhlbedürftigeit

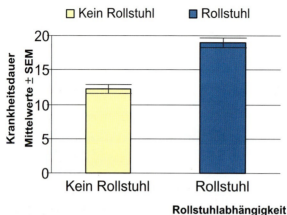

Abb. 17: Mittlere Krankheitsdauer (und SEM) bei Rollstuhlabhängigen und Gehfähigen.

ser Unterschied war signifikant. In Abb. 17 sind diese Ergebnisse dargestellt. Rollstuhlfahrer hatten im Mittel 15,2 Jahre und gehfähige Patienten im Mittel 7,9 Jahre die Diagnose MS, also 3,8 bis 4,3 Jahre nach dem ersten MS-Symptom.

EDSS. In 98,7% der rollstuhlabhängigen Betroffenen lag der EDSS bei 6,5 oder höher (Abb. 18). Diese EDSS-Verteilung war damit erwartungsgemäß, da ein EDSS von über 6,0 dadurch definiert ist, dass die Gehfähigkeit deutlich eingeschränkt oder aufgehoben ist. Von dieser Seite demonstrierten die Daten eine hohe Konsistenz und ein geringes Maß an Widersprüchen. Dieser sehr enge Zusammenhang zwischen Rollstuhlabhängigkeit und Gehunfähigkeit berechtigt uns im folgenden Text, Rollstuhlabhängige und Gehfähige einander gegenüberzustellen, da es zwischen

Rollstuhlbedürftigkeit und EDSS

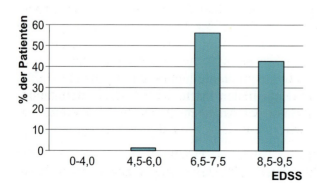

Abb. 18: EDSS bei Rollstuhlabhängigen.

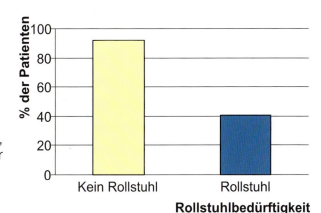

Abb. 19: Anteil Patienten, die ohne fremde Hilfe ihr Haus verlassen konnten.

den beiden Gruppen kaum Überlappungen gab: Es gab kaum gehfähige Rollstuhlfahrer oder Gehunfähige ohne Rollstuhlabhängigkeit.

Haus verlassen. Von allen Befragten gaben 68,3% an, ohne fremde Hilfe ihr Haus verlassen zu können. Von den Gehfähigen waren 92,0% in der Lage, ohne fremde Hilfe ihr Haus zu verlassen. Von den Rollstuhlabhängigen konnten dies nur 40,4% (Abb. 19). Dieser Unterschied war statistisch signifikant. Rollstuhlabhängigkeit hieß also nicht, dass der Rollstuhl bei allen Betroffenen die verlorene Gehfähigkeit ausreichend kompensieren konnte. Deutlich mehr als die Hälfte der Betroffenen blieben trotz Rollstuhl abhängig von fremder Hilfe, wenn sie ihr Haus verlassen wollten.

Rollstuhlgerechte Wohnung. Insgesamt hatten 19,5% der Befragten eine rollstuhlgerechte Wohnung. Demgegenüber war der Anteil an Rollstuhlabhängigen bei der Befragung fast 50%. Es lag also ein relativer Mangel an rollstuhlgerechten Wohnungen vor. In der Tat zeigt Abb. 20, dass nur 40,6% der Rollstuhlabhängigen eine rollstuhlgerechte Wohnung hatten. Gehfähige Patienten hatten nur in 1,5% der Fälle eine rollstuhlgerechte Wohnung, waren also selten gewappnet für den Fall, dass eine Rollstuhlabhängigkeit eintritt. In diesem Zusammenhang müssen auch die Umbauten gesehen werden, die in Wohnungen von Patienten durchgeführt wurden. Von Rollstuhlfahrern wurde angegeben, dass in 35,5% Umbauten durchgeführt worden seien. Bei gehfähigen Patienten gaben nur 3,5% an, dass Umbauten durchgeführt wurden. Dieser Unterschied war hochsignifikant.

Kortikoide. Rollstuhlabhängige Patienten erhielten signifikant seltener (41,4%) „Kortison" als Gehfähige (54,4%). Dies lag wahrscheinlich daran,

Rollstuhlgerechte Wohnung

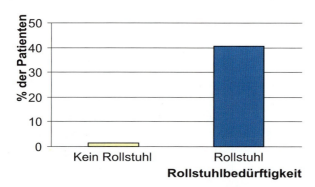

Abb. 20: Anteil an Patienten mit rollstuhlgerechter Wohnung, abhängig von ihrer Rollstuhlabhängigkeit.

dass sie häufiger keine Schübe mehr hatten und damit die Kortikoidtherapie in den Augen der behandelnden Ärzte seltener indiziert war (Abb. 21). Tatsächlich war der Anteil an chronischen Verlaufsformen bei Rollstuhlfahrern 87,2%, während dieser Anteil bei den Gehfähigen 48,5% betrug. Es ist also plausibel, anzunehmen, dass Rollstuhlabhängige seltener Kortikoid-Schubtherapien in den letzten zwei Jahren vor der Befragung erhalten hatten, da sie überwiegend in der chronischen Phase ihrer Erkrankung waren, in der seltener oder gar keine Schübe mehr auftraten.

Kein „Kortison" und Rollstuhlbedürftigkeit

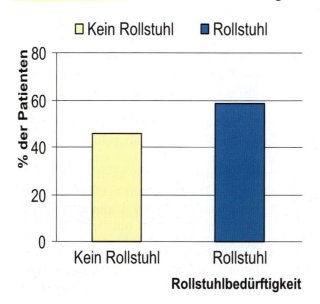

Abb. 21: Betroffene mit und ohne Rollstuhlabhängigkeit, die in den letzten zwei Jahren keine Kortikoidtherapie erhielten.

Lebensqualität und Zufriedenheit im Leben

Körperliche Beschwerden, EDSS

Die EDSS-Skala ist eine krankheitsspezifische Skala, die bei MS angewandt wird, um den Behinderungsgrad zu bestimmen [14]. EDSS bedeutet ‚Expanded Disability Status Scale', auf Deutsch übersetzt etwa ‚erweiterte Behinderungszustand-Skala'. Damit kann sie als eine krankheitsbezogene Lebensqualitätsskala aufgefasst werden, auch wenn sie praktisch fast nur „impairment" (neurologische Beeinträchtigung) misst und kaum alltagsbezogene subjektive Beeinträchtigung abbilden kann. Der Nachteil dieser Skala ist, dass sie weder die über die Krankheitsbeschwerden und -symptome hinausgehenden Dimensionen von Lebensqualität abbilden kann, noch eine krankheitsübergreifende Vergleichbarkeit mit anderen Krankheiten gegeben ist. Ein weiterer Nachteil ist, dass die Skala durch neurologische Untersuchung am Patienten durch einen Neurologen bearbeitet werden muss, wobei nur körperliche neurologische Zeichen, Symptome und Behinderungen erfasst werden. Eine Selbsterhebung durch den Patienten selbst und eine Erhebung ohne größeren Aufwand ist daher nicht möglich. Wichtige Aspekte von Lebensqualität fehlen. Außerdem sind die Abstände zwischen den Skalenwerten nicht gleich, so dass erstens keine Mittelwertbildung über EDSS-Werte möglich ist und zweitens Betroffene unterschiedlich lange auf den einzelnen Werten während des Fortschreitens ihrer Erkrankung verweilen.

Dennoch ist der EDSS eine wichtige Skala, um körperliche Symptome der MS in einem Score zu quantifizieren, Verläufe zu dokumentieren und Befunde standardisiert zu erheben und zu beschreiben. Ein EDSS-Wert von 0 bedeutet ‚keinerlei Behinderung', ein EDSS-Wert von 9,5 bedeutet ‚extreme Behinderung: bettlägerig und komplett auf fremde Hilfe angewiesen'.

Da es nicht möglich war, alle Studienteilnehmer neurologisch zu untersuchen, um den aktuellen EDSS-Wert zu bestimmen, wofür trainiertes Personal für über 600 Patienten erforderlich gewesen wäre, musste dieser EDSS-Score durch Angaben aus den Fragebögen abgeschätzt werden. Dies erfolgte in den Kategorien EDSS 0–4, EDSS 4,5–6,0, EDSS 6,5–7,5 und EDSS ≥ 8. Dabei bedeutete ein EDSS von über 6,5, dass der Betroffene seine Gehfähigkeit verloren hat. Von den über 600 Studienteilnehmern waren 46% in den Gruppen mit einem EDSS von 6,5 oder mehr, also ca. 46% waren gehunfähig nach den Kriterien des EDSS. Diese Zahl entsprach in guter Übereinstimmung dem Anteil der Patienten, die rollstuhlabhängig waren (47,6%). Die Schätzung des EDSS erfolgte anhand von Fragen zu

Gefühlsstörungen, Gleichgewichtsstörungen beim Laufen, Problemen beim Wasserlassen, Nahrungsaufnahme ohne Hilfe, Fähigkeit, eine Zeitung zu lesen, Frage nach Spastik, Schmerzen bei Spastik, Gehstrecke, Erschöpfbarkeit und anderen Beschwerden, die auf Fragebögen dokumentiert waren.

An einer kleinen Subgruppe der Studienteilnehmer (n = 51), der so genannten Validierungsgruppe, wurde die EDSS-Schätzung mit dem real von Neurologen erhobenen EDSS (Untersuchung) verglichen (Validierung). Dabei zeigte sich eine noch ausreichende mäßige Übereinstimmung ($\chi^2 = 45{,}6$; df = 9; p < 0,001; Kontingenzkoeffizient 0,687; Cohen's kappa = 0,36).

Neben dieser etwas unbefriedigenden Schätzung wurde durch höhere statistische Methoden aus den MS- und Gesundheits-bezogenen Fragen (96 Fragen der Fragebögen) mittels Faktorenanalyse eine Datenreduktion erreicht. Dabei konnte ein Faktor aus der Datenmenge extrahiert werden, der besser als die ursprüngliche EDSS-Schätzung den Behinderungsgrad abbildete (Faktorenanalyse; Eigenvalues über 1 berücksichtigt; Faktorladungen über 0,55 berücksichtigt, Varimax-Rotation angewandt). Durch eine lineare Regressionsanalyse wurde die Formel entwickelt, nach der dieser Faktor aus den Daten für jeden einzelnen Patienten berechnet werden konnte (Lineare Regression, stufenweise, Zielvariable Faktor 1, Einflussvariablen alle Faktorladungen >0,55, nur signifikante Einflussgrößen berücksichtigt). Dieser Faktor korrelierte mit dem EDSS (in der Validierungsgruppe; n = 51, Spearman Rangkorrelation) hochsignifikant mit p < 0,001 und r = 0,80, während die ursprüngliche EDSS-Schätzung nur mit r = 0,72 und p < 0,001 korrelierte.

Folgende Inhalte von Fragen finden sich in diesem Faktor 1 („körperliche Behinderung"); siehe Tab. 4.

Die damit erzielte bessere Übereinstimmung mit dem tatsächlich erhobenen EDSS (Tab. 5) ließ sich statistisch nachweisen ($\chi^2 = 83{,}2$; df = 9; p < 0,001; Kontingenzkoeffizient 0,80; Cohen's kappa = 0,71). Diese Übereinstimmung ist als gut zu werten.

Faktor 1 war also ein gutes Maß, um körperliche Behinderung bei MS abzubilden. Kritisiert werden muss, dass dieser Faktor mehr noch als der EDSS einen Schwerpunkt auf der beeinträchtigten Gehfähigkeit beinhaltet. Psychische Probleme, Probleme des Hörens, Sehens und Blasen-Mastdarmstörungen gingen in diesen Score nicht mit ein. Vorteil war jedoch, dass der Faktor 1 gut Alltagsprobleme abbildete. Da die oben beschriebene

Lebensqualität und Zufriedenheit im Leben

Tabelle 4: Inhalte des Faktor 1 und Herleitung

Inhalt (Stichpunkte)	Variablen-Nr.
Gehen ohne Stock/Gehstützen möglich	v139
Haushalt versorgen	v152
1000 m Gehen und mehrere Etagen Treppensteigen	v141
Sich alleine ankleiden	v156
Gesundheitszustand verhindert das Verlassen der Wohnung	v128
Körperliche Arbeit und Sport	v142
Küchentisch wegtragen mit Hilfe	v145
Gehen ohne Hilfe	v138
Öffentliche Verkehrsmittel benutzen	v132
Füße waschen in einem Waschbecken	v153
Ganztags im Stuhl oder Rollstuhl aufgrund des Gesundheitszustandes	v131
Gartenbeet umgraben	v144
Haare waschen ohne Hilfe	v157
Spazieren gehen ohne Begleitung 3 Stunden	v136
Bücken, Aufstehen, Hinsetzen	v143
Hilfen beim Fortbewegen in der Stadt	v127

Berechnung des Faktor 1 (F-körperlich):

Faktor 1 = −2,5 + 0,064 x v139 + 0,058 x v152 + 0,071 x v141 + 0,119 x v155 + 0,069 x v128 + 0,0697 x v142 + 0,058 x v145 + 0,090 x v138 + 0,065 x v132 + 0,048 x v153 + 0,051 x v131 + 0,069 x v144 + 0,047 x v157 + 0,061 x v136 + 0,039 x v143 + 0,032 x v127

Faktorenanalyse jedoch noch weitere Faktoren aus den rund 100 Fragen extrahieren ließ, konnten mit insgesamt vier Faktoren auch psychische Probleme und Störungen der Kommunikationsfähigkeit ermittelt werden. Es folgen die Herleitungen der übrigen drei Faktoren, die in Tab. 6, Tab. 7 und Tab. 8 dargestellt sind.

Tabelle 5: Entsprechungen von EDSS und Faktor 1

Faktor 1-Wert	EDSS-Kategorie
≤0	0–4,0
>0 und ≤0,8	4,5–6,0
>0,8 und ≤1,2	6,5–7,5
>1,2	≥8,0

Weitere Beschwerden

Mit oben genannter Faktorenanalyse wurde ein Faktor 2 extrahiert, der folgende Inhalte von Fragen umfasste (Tab. 6).

Faktor 2 entsprach depressivem Erleben. Zur Überprüfung dieser Hypothese wurde untersucht, ob dieser Faktor einen Zusammenhang zeigte zur Häufigkeit von erlebter Traurigkeit und Niedergeschlagenheit. Der Kruskal-Wallis-Test zeigte einen hochsignifikanten Zusammenhang zwischen erlebter Traurigkeit und Niedergeschlagenheit und Faktor 2 ($\chi^2 = 225{,}5$; df = 3; p < 0,001). Je häufiger Niedergeschlagenheit/Traurigkeit empfunden wurden, desto höher war der Faktor 2-Wert. Faktor 2 bildete also gut das von den Patienten beschriebene depressive Erleben ab. Ein Betroffener erlebt sich umso depressiver, je höher der Faktor 2-Wert ist.

Die Extraktion des Faktor 3 beinhaltete folgende Inhalte von Fragen (Tab. 7)

Der Faktor 3 repräsentierte Anspannung und Nervosität. Je höher der Faktor 3-Wert bei einem Betroffenen ist, desto mehr erlebt er sich angespannt und nervös. Dieser Faktor beschreibt zusammen mit Faktor 2 eine psychische Komponente von Lebensqualität.

Tabelle 6: Inhalte von Faktor 2 und Herleitung

Inhalt (Stichpunkte)	Variablen-Nr.
Verlust des Spaß-Empfindens	v119
Antriebslosigkeit	v115
Sich ohne Schwung fühlen	v121
Gefühl, sich in einer Sackgasse zu befinden	v111
Freude an Dingen, die getan wurden	v125
Wenig Zufriedenheit mit sich selbst	v108
Unruhig und abgespannt	v107
Lustloser als früher	v105
Selbstzweifel	v123
Entschlusslosigkeit	v117
Nichts läuft mehr wie gewollt	v120
Gefühl, wie eine verbrauchte Batterie zu sein	v114

Berechnung des Faktor 2 (F-depressiv):

Faktor 2 = −2,074 + 0,212 x v119 + 0,272 x v115 + 0,207 x v121 + 0,116 x v111 − 0,278 x v125 + 0,162 x v108 − 0,190 x v107 + 0,171 x v105 + 0,102 x v123 + 0,088 x v117 + 0,080 x v120 + 0,059 x v114

Tabelle 7: Inhalte von Faktor 3 und Herleitung

Inhalt (Stichpunkte)	Variablen-Nr.
Innere Anspannung und Nervosität	v170
Fähigkeit zu entspannen	v174
Sich überreizt fühlen	v172
Unruhig und abgespannt	v107
Sich ärgern über Nervosität und „schlechte Nerven"	v171
Gefühl, es fällt schwer, sich zu beruhigen	v173
Besorgt, dass etwas „schief gehen" könnte	v169

Berechnung des Faktor 3 (F-angespannt):

Faktor 3 = −2,106 + 0,253 x v170 − 0,258 x v174 + 0,203 x v172 + 0,265 x v107 + 0,187 x v171 + 0,161 x v173 + 0,123 x v169

Die Inhalte des Faktor 4 sind im Folgenden dargestellt (Tab. 8):

Faktor 4 beschreibt Dimensionen, die mit Kommunikation und Zurechtkommen mit der Umgebung (Orientierung, Gesichter erkennen) zu tun haben. Neben körperlichen Beschwerden, beispielsweise Sehstörungen oder Sprechstörungen, die für Störungen der Kommunikationsfähigkeit und für erschwerte Partizipation an der Umwelt verantwortlich sind, gehen in diesen Faktor auch kognitive Störungen ein (z. B. Orientierung, Verstehen von Gesprochenem).

Tabelle 8: Inhalte von Faktor 4 und Herleitung

Inhalt (Stichpunkte)	Variablen-Nr.
Fähigkeit, Zeitung zu lesen	v163a
Fähigkeit, Gesprochenes zu verstehen	v164
Fähigkeit, Schilder zu lesen	v160
Klare Aussprache beim Sprechen	v167
Wiederfinden von Orten	v165
Sprechen mit anderen Menschen strengt an	v168
Gesichter erkennen auf 4 Meter Distanz	v161

Berechnung des Faktor 4 (F-kommunikativ):

Faktor 4 = −1,896 − 0,214 x v163a + 0,497 x v164 + 0,338 x v160 + 0,253 x v167 + 0,266 x v165 + 0,181 x v168 + 0,156 x v161

Zusammenfassend ließen sich aus den Einzelfragen der Fragebögen insgesamt 4 Faktoren extrahieren, die körperliche, psychische und kommunikative Aspekte von Lebensqualität erfassten. Im folgenden Text sollen die Faktoren aufgrund ihrer Bedeutung benannt werden.

Faktor 1 F-körperlich Faktor repräsentiert körperliche Beschwerden
Faktor 2 F-depressiv Faktor repräsentiert depressives Erleben
Faktor 3 F-angespannt Faktor repräsentiert Nervosität und Anspannung
Faktor 4 F-kommunikativ Faktor repräsentiert kommunikative Beeinträchtigungen

Für alle diese dargestellten Faktoren gilt: Je höher der Wert, desto schlechter die Lebensqualität.

Männer waren insgesamt weniger nervös und angespannt (F-angespannt) und weniger kommunikativ beeinträchtigt (F-kommunikativ) als Frauen, während Faktor 1 (F-körperlich) und Faktor 2 (F-depressiv) keine signifikanten Unterschiede zwischen den Geschlechtern zeigten. Körperliche Beschwerden waren also bei Frauen und Männern vergleichbar, wie man bereits oben bei dem EDSS sehen konnte, wo auch keine signifikanten Unterschiede aufgedeckt werden konnten.

Depressivität

Depressivität wurde zunächst ermittelt, indem nach der Häufigkeit von Traurigkeit und Niedergeschlagenheit gefragt wurde. Dabei erlebten sich 16,1% nie, 49,9% manchmal, 25,9% oft und 5,0% immer traurig oder niedergeschlagen. Bei insgesamt 30,9% waren Traurigkeit und Niedergeschlagenheit also ein häufiges oder dauerhaftes Problem. Darüber hinaus wurde Depressivität erfasst, indem die Antworten auf folgende Fragen zusammengefasst wurden, deren Inhalte hier kurz stichpunktartig genannt werden:

Verlust an Spaß und Freude, v119
Besorgtheit um Gesundheit, v110
Schwunglosigkeit, v121
Selbstzweifel, v123
Suizidgedanken, v124
Fühlen von Alleinsein und Verlassenheit, v118
Entschlusslosigkeit, v117
Empfindungslosigkeit für Freude, v125
Verlust der Kontrolle, v120

Die Punkte wurden zusammengerechnet und ergaben ein Maß (einen so genannten Score) für die Ausprägung von Depression.

Die Berechnungsformel (aus einer linearen Regressionsanalyse) lautete:

Depress = 0,558 + 0,104 x **v119** + 0,122 x **v110** + 0,118 x **v123** + 0,107 x **v121** + 0,114 x **v124** + 0,109 x **v118** + 0,112 x **v117** − 0,110 x **v125** + 0,113 x **v120**.

Dieser Score sollte die Häufigkeit von erlebter Traurigkeit und Niedergeschlagenheit gut reproduzieren können. Statistisch ergab sich dieser Zusammenhang wie erwartet hochsignifikant. Je häufiger Traurigkeit/Niedergeschlagenheit genannt wurde, desto höher war der Score in der Depressivitätsskala (Kruskal-Wallis p < 0,001).

Faktor 2 (F-depressiv) aus oben genannter Faktorenanalyse war ebenfalls assoziiert mit Depression. Man kann unschwer erkennen, dass viele Variablen zwischen F-depressiv und Depress sich überlappen, also in beiden Skalen gleichzeitig vorkommen. Dies erstaunt nicht, da ja beide die selbe Dimension, nämlich Depression, abbilden sollen. Die Faktorenanalyse ist ein mathematisches Verfahren, das eine solche Zusammengehörigkeit von Daten erkennen kann. Depress und F-depressiv korrelierten daher hochsignifikant (Spearman, r = 0,98; p < 0,001). Diese Korrelation ist nahezu perfekt, das heißt, beide Skalen bilden die Dimension Depressivität fast gleich gut ab.

Depressivität war also eine häufige Beeinträchtigung der MS-Betroffenen, die sich in verschiedenen Skalen gut abbildete. Depression muss als Dimension innerhalb der komplexen Begrifflichkeit von Lebensqualität verstanden werden. Etwa ein Drittel (30,9%) der Befragten beschrieben alltagsrelevante, ausgeprägte Depressivität.

Die Beschwerden-Liste, B-L-Score

Im Mittel wurden in der Gesamtgruppe 29,9 Punkte auf der Beschwerdenliste angegeben (SD 11,3; n = 580). Die Verteilung der Punkte ist in Abb. 22 abgebildet. Die Verteilung sieht glockenförmig aus, was darauf schließen lässt, dass es sich in guter Annäherung um eine Normalverteilung handelt. Dieser Umstand und das relativ hohe Skalenniveau der Beschwerdenliste (mindestens Intervallskala), berechtigt dazu, Mittelwerte und Standardabweichungen zu berechnen.

Die Beschwerdenliste ist ein häufig angewandtes Erhebungsinstrument. Es handelt sich um eine standardisierte Skala [15], welche die subjektive

Beschwerdenliste (B-L-Score)

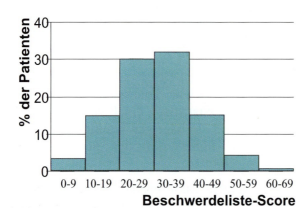

Abb. 22: B-L-Score (Punkte in der Beschwerdenliste) bei den Befragten.

Beeinträchtigung durch körperliche und Allgemeinbeschwerden quantitativ abschätzt. Die Beschwerdenliste (kurz ‚B-L') gab den Studienteilnehmern die Möglichkeit, aus 24 Fragen ihre gesundheitlichen Beschwerden nach Ausprägung (stark, mäßig, kaum, gar nicht) anzugeben. Maximal konnten 72 Punkte angegeben werden (maximal viele und ausgeprägte Beschwerden). Minimum waren 0 Punkte (gar keine Beschwerden). Es folgt stichpunktartig die Liste der Beschwerden, die abgefragt wurden:

Kloßgefühl im Hals, Kurzatmigkeit, Schwächegefühl, Schluckbeschwerden, Schmerzen in der Brust, Völlegefühl im Leib, Mattigkeit, Übelkeit, Sodbrennen, Reizbarkeit, Grübelei, Schwitzen, Rückenschmerzen, innere Unruhe, Schweregefühl in den Beinen, Überempfindlichkeit gegen Wärme, Überempfindlichkeit gegen Kälte, übermäßiges Schlafbedürfnis, Schwindelgefühl, Zittern, Nacken- und Schulterschmerzen, Gewichtsabnahme.

Diese Beschwerden sind nicht als MS-spezifisch anzusehen, sondern vermitteln ein Bild von Allgemeinsymptomen und allgemeinen körperlichen Beschwerden, unter denen die Betroffenen litten. Die Punktzahl, also der Score, wird in den folgenden Textabschnitten als Beschwerdenliste-Score oder kurz B-L-Score bezeichnet.

Der B-L-Score als Maß für Lebensqualität, die krankheitsbezogen, jedoch nicht MS-bezogen ist, zeigte Unterschiede in den Geschlechtern. Frauen hatten signifikant mehr Beschwerden als Männer. Während sie 30,9 Punkte im Mittel angaben, waren es bei Männern 27,1 Punkte. Abb. 23 zeigt die Ergebnisse.

Beschwerdenliste-Score (B-L-Score)

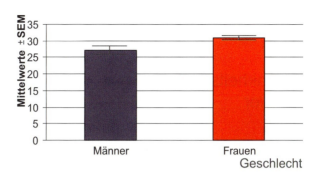

Abb. 23: B-L-Score bei Frauen und Männern. Frauen hatten mehr Beschwerden (p < 0,001).

Rollstuhlabhängigkeit schien keinen Einfluss auf den B-L-Score zu haben. Die Summe der Beschwerden (B-L-Score), die von den MS-Kranken genannt wurden, waren in den beiden Gruppen vergleichbar. Rollstuhlabhängige hatten insgesamt 30,4 Punkte und Gehfähige 29,5 Punkte. Statistisch ließ sich kein signifikanter Unterschied nachweisen (Abb. 24).

Ganz anders verhielt es sich bei der Analyse der Krankheitsdauer. Hier hatten im Mittel Rollstuhlfahrer eine signifikant längere Krankheitsdauer zu beklagen als die gehfähigen Patienten (Abb. 25). Daraus lässt sich folgern, dass nicht zu einer Zunahme der Beschwerden im B-L-Score führte und es lässt sich vermuten, dass die Krankheitsdauer ebenfalls nicht zu einer Zunahme der Beschwerden im B-L-Score führte. Obwohl Rollstuhlabhängige schwerer behindert sind und eine längere Krankheitsdauer haben, scheinen sie nicht mehr allgemeine Beschwerden zu haben als Gehfähige.

B-L-Score (Beschwerdenliste)

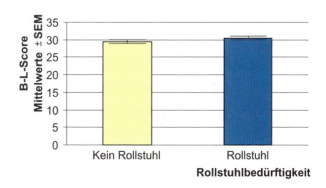

Abb. 24: B-L-Score bei Rollstuhlabhängigen und Gehfähigen.

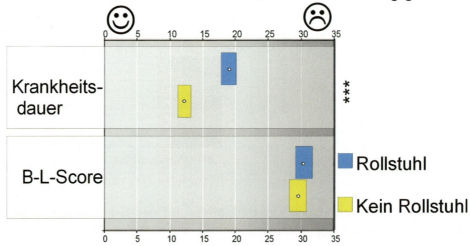

Abb. 25: Signifikant längere Krankheitsdauer bei Rollstuhlabhängigkeit (p < 0,001), jedoch keine signifikanten Unterschiede in der Beschwerdenliste.

SF-36

Während die Beschwerdenliste körperliche und Allgemeinsymptome erfasst, die zunächst keine Behinderung bedeuten, werden in der SF-36 zu Behinderung führende Beschwerden gemessen, jedoch auch diagnoseübergreifend. Die Skala ist also nicht nur bei MS anwendbar. Dennoch wird sie häufig auch bei MS angewandt. Je mehr Punkte in der SF-36 erreicht werden, desto mehr Lebensqualität besteht.

Die Abkürzung SF-36 bedeutet ‚Medical Outcomes Study 36-item Short-Form Health Survey' [16]. Es handelt sich um eine diagnoseübergreifende Lebensqualitäts-Skala, die ein so genanntes Profilinstrument darstellt, da man mit ihr einzelne Bereiche profilhaft getrennt auswerten kann (z. B. psychische Probleme, körperliche Probleme, soziale Probleme, emotionale Probleme).

Wünschenswert wäre es gewesen, bei jedem Studienteilnehmer die SF-36 zu messen. Allerdings wäre hierzu notwendig gewesen, dass die Studienteilnehmer in Anwesenheit von geschultem Personal diese Bögen ausfüllten. Die Bearbeitung der Bögen sollte nicht ohne Personal, das das Ausfüllen der Bögen überwacht, durchgeführt werden, da aus eigener Erfahrung häufig Zwischenfragen kommen, die vor oder während des Ausfüllens beantwortet werden müssen. Ein Einbestellen aller Patienten und eine ärztlich oder psychologisch angeleitete Bearbeitung hätte Kosten-, Zeit- und Personalkapazitäten der DMSG und der beteiligten Ärzte überfordert. Deshalb haben sich die Autoren entschlossen, in einer kleinen Validierungsgruppe (n = 51) neben allen Fragebögen auch die SF-36 ausfüllen zu lassen. Diese Daten wurden in den Räumen der DMSG von zwei der Autoren erhoben. Es sollte in explorativer Art und Weise eine Möglichkeit gefunden werden, wie in der Gesamtgruppe aus den durch die anderen Fragebögen erhobenen Daten der SF-36-Gesamtscore abgeschätzt werden kann.

In der Validierungsgruppe waren bei 33 Patienten die SF-36 Fragebögen vollständig ausgefüllt. Hohe Lebensqualität wurde definiert als Punktewert von über 105. Niedrige Lebensqualität wurde definiert als Punktewert von unter 88. Werte zwischen 88 und 105 wurden als mittlere Lebensqualität bezeichnet. Diese Grenzen wurden nicht zufällig bestimmt, sondern sind die 25- bzw. 75%-Perzentilen (Tab. 9).

Die in dieser Tabelle angegebenen Grenzwerte entsprechen ausreichend genau den Angaben über „Normwerte" in der Literatur. In [13, Seite 338] wurde in der Altersgruppe zwischen 20 und 70 Jahren eine mittlere Lebensqualität von ca. 80 bis 100 beschrieben (n = 2.914). Dabei war die Lebensqualität stark altersabhängig. Je älter eine (gesunde) Person, desto niedriger die in der SF-36 gemessene Lebensqualität. Personen unter 50 Jahren haben einen mittleren SF-36 Gesamtscore von etwa 95.

Ein lineares Regressionsmodell mit der Zielvariablen *SF-36* und den Einflussgrößen *Depressivität* (Depress), *EDSS* (rekonstruiert), *krankheitsspezifische Daten* zum Verlauf und Fragen aus den *Erhebungsbögen*, die MS-Beschwerden zum Inhalt hatten, wurde gerechnet. Eine signifikante Vorhersage des SF-36 Gesamtscore ergab sich bei dieser Analyse durch den EDSS (rekonstruierter EDSS), Depressivität (Depress) und Krankheitsdauer (in Jahren seit Beschwerdenbeginn). Alle anderen Variablen trugen keine signifikante Information zu dieser Vorhersage bei. Durch verschiedene Rechenmethoden (rückwärts, vorwärts, schrittweise, Ausschluss, Ein-

Tabelle 9: Grenzwerte für hohe, mittlere und niedrige Lebensqualität in der SF-36

Auswertung der SF-36	Gesamt-Punktezahl
Niedrige Lebensqualität	Weniger als 88
Mittlere Lebensqualität	88–105
Hohe Lebensqualität	Mehr als 105

schluss) wurde die Stabilität des mathematischen Modells überprüft. Das stabilste Modell, das auch durch verschiedene Rechenmethoden nach bereits wenigen Iterationen erreicht wurde, lautet wie folgt:

SF-36 = 144,1 − 13,1 × **Depress** − 10,5 × **EDSS** + 0,6 × **Krankheitsdauer**.

Entsprechend den 25- und 75%-Perzentilen aus der Validierungsgruppe wurden folgende Grenzbereiche definiert:

Schlechte Lebensqualität:
SF-36 unter 88
Mittlere Lebensqualität:
SF-36 zwischen 88 und 105
Hohe Lebensqualität:
SF-36 über 105

Dies sind die Grenzwerte, die in Tab. 9 beschrieben sind.

Zur Überprüfung, wie valide die geschätzten SF-36-Werte der Realität entsprachen, wurde ermittelt, wie viel Übereinstimmung zwischen geschätztem SF-36 und gemessenem SF-36 in der Validierungsgruppe herrschte. Die statistischen Kenngrößen waren $\chi^2 = 24{,}7$; $df = 4$; $p < 0{,}001$; Kontingenzkoeffizient 0,66; Cohen's kappa = 0,55. Diese Übereinstimmungsmaße waren mäßig, aber akzeptabel. Aufgrund der hohen Fallzahl von über 600 würde eine mäßiggradige Streuung um den wahren (aber nicht gemessenen) Wert keine allzu große Rolle spielen. Zusammenfassend konnte eine ausreichend genaue Schätzung des SF-36 Gesamtscores bei den Studienteilnehmern vorgenommen werden.

Lebensqualität und Rollstuhlabhängigkeit

In der SF-36 waren Rollstuhlfahrer signifikant niedriger in der Lebensqualitätsskala als Gehfähige. Dieser Unterschied war sowohl in der Validierungsgruppe als auch in der Gesamtgruppe festzustellen. Aufgrund der höheren Fallzahl war aber der Unterschied nur in der Gesamtgruppe signifikant. In Abb. 26 sind die 95%-Konfidenzintervalle der Mittelwerte dargestellt (blau für die Validierungsgruppe, rot für die Gesamtgruppe). Die Mittelwerte der Gesamtgruppe sind mit einem weißen Kreis gekennzeichnet. Im Mittel liegt also der SF-36 Gesamtscore bei gehfähigen MS-Betroffenen bei etwa 100 und bei Rollstuhlfahrern bei etwa 90.

SF-36 Profil und Rolli. Oben wurde bereits erwähnt, dass es sich bei dem SF-36 um eine Profilskala handelt, so dass Subskalen für verschiedene Bereiche getrennt ausgewertet werden können.

Lebensqualität und Rollstuhlabhängigkeit

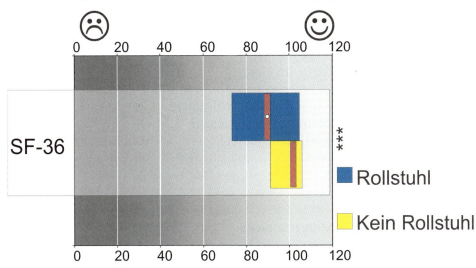

Abb. 26: Lebensqualität (SF-36) bei Rollstuhlabhängigen und Gehfähigen. Blau: Rollstuhlfahrer, Gelb: Gehfähige jeweils der Validierungsgruppe. Rot: Gesamtgruppe. Die Kästchen repräsentieren jeweils das 95%-Konfidenzintervall der Mittelwerte (weißer Punkt).

Körperliche Funktionen
Körperlich begründete Rolleneinschränkungen
Körper-Schmerzen
Allgemeines Gesundheitsempfinden
Vitalität
Soziale Rollenausübung
Emotional begründete Rolleneinschränkungen
Psychisches Wohlbefinden

Je höher die Werte in den Subskalen, desto höher ist die Lebensqualität zu bewerten. Es handelt sich bei den Werten um so genannte t-Werte, die einen Vergleich zwischen den Subskalen erlauben, was bei Rohpunkten nicht der Fall wäre, da die Subskalen verschieden große Spannbreiten zwischen minimal möglichem Wert und maximal möglichem Wert haben.

Diese Subskalen existieren nur für die wirklich gemessenen SF-36, also nur für die Validierungsgruppe (n = 33). Es wurden für Rollstuhlfahrer und Gehfähige getrennt die Profile zum Vergleich berechnet. Gemäß U-Test fiel auf, dass in dieser kleinen Gruppe (25 gehfähige Patienten und 8 Rollstuhlfahrer) lediglich signifikante Unterschiede (schlechtere Lebensqualität bei Rollstuhlfahrern) bezüglich der körperlichen Funktionen, nicht jedoch in den anderen Bereichen ‚körperlich begründete Rolleneinschränkung', ‚Schmerz', ‚allgemeine Gesundheit', ‚Vitalität', ‚soziale Funktionen', ‚emotional begründete Rolleneinschränkungen' und ‚psychisches Wohlbefinden' bestanden. Tendenziell ergaben sich sogar Werte, die auf bessere Lebensqualität bei Rollstuhlfahrern im Bereich ‚emotionale Rolleneinschränkung' hinwiesen. In der Validierungsgruppe war also die Tatsache der Gehunfähigkeit nicht verknüpft mit generell schlechterer Lebensqualität, sondern nur mit schlechterer Lebensqualität bezüglich körperlicher Funktionen. In Abb. 27 sind die 95%-Konfidenzintervalle für die Mittelwerte der t-Werte dargestellt. Statistisch gerechnet wurde mit dem U-Test (Rangsummenvergleich).

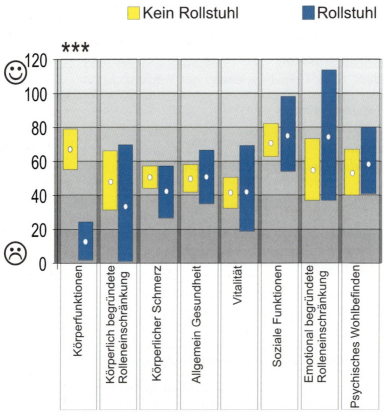

Abb. 27: Profil der SF-36 mit den 8 Subskalen (t-Werte). Kästchen: 95%-Konfidenzintervalle der Mittelwerte. Weißer Punkt: Mittelwert. Die Ergebnisse entstammen der Validierungsgruppe (n = 33). Gelb: Gehfähige. Blau: Rollstuhlfahrer.

Profil der Subskalen. MS-Patienten der Validierungsgruppe zeigten folgendes Profil in den Subskalen der SF-36. Sie waren mehr in ihrer Lebensqualität beeinträchtigt in den Bereichen körperliche Funktionen, Rollenbeeinträchtigung körperlich, Vitalität, allgemeine Gesundheit. Dagegen zeigten sie gute Lebensqualität in den Bereichen soziale Funktionen, Rollenerfüllung emotional und psychisches Wohlbefinden. Körperliche Funktionen schienen stark davon abzuhängen, ob die Betroffenen rollstuhlabhängig waren. Dies erscheint plausibel, da Rollstuhlabhängigkeit verbunden war mit körperlicher Behinderung und damit mit einer Beeinträchtigung körperlicher Funktionen. Dieser Zusammenhang wurde bereits im Kapitel *Rollstuhlabhängige Patienten* dargestellt. Es wurde auch hier deutlich, dass die körperliche Dimension von Lebensqualität getrennt von psychischen Dimensionen und sozialen Dimensionen von Lebensqualität betrachtet werden müssen.

Als Nächstes stellte sich die Frage, ob wir mit unseren Faktoren das Profil der SF-36 abbilden konnten. Welchen Zusammenhang gab es zwischen den Faktoren und den Subskalen der SF-36 in der Validierungsgruppe (n = 33)? Eine Korrelationsanalyse (Spearman) ergab folgende Zusammenhänge:

- Faktor 1 (F-körperlich) korrelierte ausgesprochen stark mit der SF-36 Subskala *körperliche Funktionen* ($r = -0{,}93$; $p < 0{,}001$), geringer mit ,körperlich begründete Rolleneinschränkung' ($r = -0{,}56$, $p < 0{,}001$).
- Faktor 2 (F-depressiv) korrelierte am deutlichsten mit *SF-36 psychisches Wohlbefinden* ($r = -0{,}72$, $p < 0{,}001$) und weniger stark mit *SF-36 Vitalität* ($r = -0{,}56$, $p < 0{,}001$).
- Faktor 3 (F-angespannt) korrelierte am deutlichsten mit *SF-36 psychisches Wohlbefinden* ($r = -0{,}66$, $p < 0{,}001$) und geringer mit *SF-36 Vitalität* ($r = -0{,}46$, $p = 0{,}008$).
- Faktor 4 (F-kommunikativ) korrelierte am deutlichsten mit *SF-36 körperliche Funktionen* ($r = -0{,}52$, $p = 0{,}002$).

Folgende Entsprechungen lassen sich daher herleiten (+ ab $r = 0{,}45$; ++ ab $r = 0{,}60$; +++ ab $r = 0{,}75$); siehe Tab. 10.

Tab. 10: Zusammenhänge (Korrelationen) zwischen den Faktoren und den SF-36 Subskalen. Es gelten: + ab r = 0,45; ++ ab r = 0,60; +++ ab r = 0,75

Faktoren SF-36	F-körperlich	F-depressiv	F-angespannt	F-kommunikativ
Körperl. Funkt.	+++			+
Körperl. Roll.	+			
Vitalität		+	+	
Psych. Wohlbefinden		++	++	

Es können also mit den Faktoren zumindest die Subskalen der SF-36 Körperliche Funktionen und Psychisches Wohlbefinden gut bis sehr gut abgebildet werden.

Um noch einmal auf die Frage zurückzukommen, ob Rollstuhlfahrer schlechtere Lebensqualitäten in den Bereichen körperlicher, psychischer und kommunikativer Dimensionen haben, haben wir den Zusammenhang zwischen den Faktoren und der Rollstuhlabhängigkeit für alle Studienteilnehmer berechnet. Faktor 1 (F-körperlich) und Faktor 4 (F-kommunikativ) zeigten bei Rollstuhlabhängigen signifikant mehr Beeinträchtigungen als bei gehfähigen Patienten (U-Test: $Z = -19{,}1$; $p < 0{,}001$ bzw. $Z = -6{,}3$; $p < 0{,}001$), während Faktor 2 (F-depressiv) zwar signifikante, aber schwä-

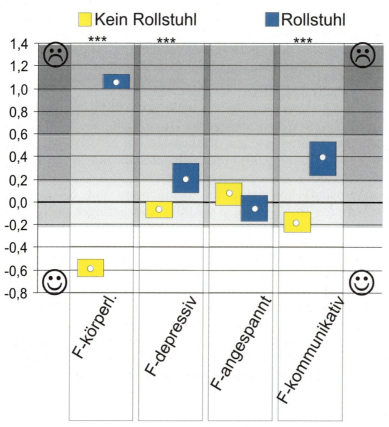

Abb. 28: Z-Werte der 4 Faktoren mit ihren Mittelwerten (weißer Punkt) und den 95%-Konfidenzintervallen der Mittelwerte bei Gehfähigen (gelb) und Rollstuhlabhängigen (blau).

chere Zusammenhänge mit Rollstuhlabhängigkeit zeigten (Z = −2,9; p = 0,004). Faktor 3 (F-angespannt) ergab keine signifikanten Zusammenhänge (Z = −1,9; p = 0,063). Auf Tendenzniveau ergab sich sogar eine bessere Lebensqualität bei Rollstuhlfahrern als bei Gehfähigen in F-angespannt. Während also rollstuhlabhängige Patienten deutlich mehr als gehfähige Patienten in den körperlichen Bereichen der Lebensqualität und in der Kommunikation beeinträchtigt waren, waren sie geringfügig mehr beeinträchtigt hinsichtlich Depression und tendenziell weniger beeinträchtigt hinsichtlich Angespanntheit und Nervosität. In Abb. 28 sind die Ergebnisse dargestellt.

Es kann also nicht generell gesagt werden, dass Rollstuhlfahrer eine geringere Lebensqualität als Gesunde haben; es hängt davon ab, welchen Bereich der Lebensqualität man betrachtet. Im psychischen Bereich schien Lebensqualität eher unabhängig von der Rollstuhlabhängigkeit zu sein, während die körperliche Dimension der Lebensqualität einen deutlichen Zusammenhang mit der Rollstuhlabhängigkeit zeigte.

Lebensqualität und Beschwerden

In der B-L-Skala zeigten sowohl in der Validierungsgruppe als auch in der Gesamtgruppe die Patienten umso weniger Beschwerden, je höher ihre Lebensqualität war. Die SF-36-Abschätzung in der Gesamtgruppe entspricht also gut den echt gemessenen Werten in der Validierungsgruppe (Abb. 29, unterer Teil der Abbildung). Je höher die Lebensqualität, desto weniger geklagte Beschwerden. Signifikant war dieser Zusammenhang allerdings nur in der Gesamtgruppe aufgrund der höheren Fallzahl.

Anders stellte sich die Situation bei der Krankheitsdauer dar. Dort unterschied sich die Validierungsgruppe von der Gesamtgruppe. In beiden Gruppen ergaben sich jedoch übereinstimmend keine signifikanten Unterschiede in der Krankheitsdauer, egal wie hoch die Lebensqualität war (Abb. 29, oberer Teil der Abbildung). Diejenigen, die eine längere Krankheitskarriere hatten, hatten nicht automatisch eine geringere Lebensqualität. Eine geringe Lebensqualität war jedoch verbunden mit mehr Klagen über MS-unabhängige allgemeine und körperliche Beschwerden.

Zufriedenheitsskalen

Inwieweit bildet die Lebensqualität die Zufriedenheit in verschiedenen Bereichen des psychosozialen Lebens bei MS ab?

Lebensqualität, Krankheitsdauer und Beschwerden

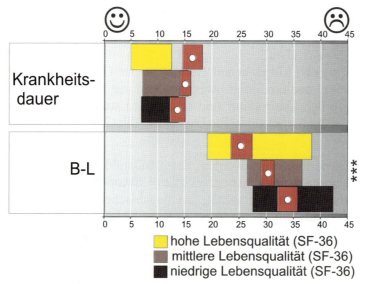

Abb. 29: Krankheitsdauer und B-L-Score (Beschwerdenliste) bei Patienten mit niedriger, mittlerer und hoher Lebensqualität (schwarz, violett bzw. gelb). Während die Krankheitsdauer vergleichbar war, ergaben sich signifikante Unterschiede im B-L-Score (p < 0,001). Je höher die Lebensqualität, desto weniger Beschwerden in der Beschwerdenliste. Kästchen repräsentieren 95%-Konfidenzintervalle der Mittelwerte, rosa Kästchen die der Gesamtgruppe, gelbe, violette und schwarze Kästchen die Validierungsgruppe. Weiße Punkte markieren die Mittelwerte der Gesamtgruppe.

Die Zufriedenheit wurde erfragt auf Skalen, bei denen ‚1' sehr unzufrieden und ‚7' sehr zufrieden bedeuteten. Es konnten Ziffern zwischen 1 und 7 ausgewählt werden, je nachdem wie sehr zufrieden sich Patienten in den Bereichen Gesundheit, Arbeitssituation, Freizeit, Familie, Finanzen, Freunde (und Sozialkontakte), Wohnung und insgesamt im Leben einschätzten. Außerdem wurden mit den gleichen Skalen die Zufriedenheit mit der DMSG und mit den behandelnden Ärzten erfragt. In Abb. 30 sind die Ergebnisse dargestellt. Zunächst fällt auf, dass grundsätzlich die Zufriedenheit am größten mit *Ärzten*, mit der *DMSG*, mit der *Wohnung*, mit *Freunden* (und anderen sozialen Kontakten) und mit der *Familie* war. Die geringste Zufriedenheit wurde angegeben für den Bereich *Gesundheit*, gefolgt von *Arbeitssituation*.

Zufriedenheit und Lebensqualität. In den meisten Bereichen galt, dass die Zufriedenheit mit abnehmender Lebensqualität (SF-36) ebenfalls abnahm

Lebensqualität und Zufriedenheit im Leben

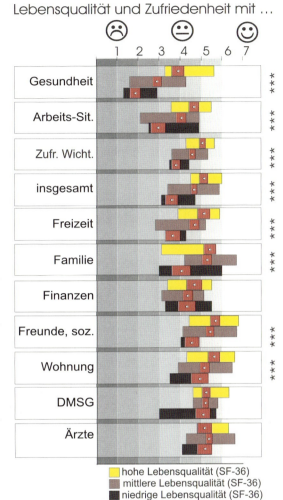

Abb. 30: Zufriedenheit der Betroffenen mit niedriger, mittlerer und hoher Lebensqualität mit verschiedenen Bereichen.
Weiße Punkte: Mittelwerte der Gesamtgruppe.
Rosa Kästchen: Konfidenzintervalle der Mittelwerte der Gesamtgruppe.
Gelbe, violette und schwarze Kästchen: Kofidenzintervalle der Mittelwerte der Validierungsgruppe (n = 33).

(signifikant). Ausnahmen bilden die Zufriedenheit mit Ärzten, mit der DMSG und mit Finanzen (nicht signifikant). Anders ausgedrückt bedeutet das, dass auch schwer in der Lebensqualität beeinträchtigte Patienten unveränderte Zufriedenheit mit Ärzten, der DMSG und den Finanzen (finanzielle Situation) empfanden. Alle anderen Bereiche waren dadurch gekennzeichnet, dass Patienten mit niedriger Lebensqualität auch niedrigere Zufriedenheit erlebten. Weiterhin fiel auf, dass die wirklich gemessenen SF-36-Werte in der Validierungsgruppe (schwarz, violett, gelb) ein ähnliches Bild ergaben wie die geschätzten SF-36-Werte der Gesamtgruppe (rot). Die Zufriedenheit entsprach also gut der Lebensqualität, was in der

Zusammenfassung der Zufriedenheit (Zufr. Wich.) gut zum Ausdruck kommt. Zufr.Wich. ist der Mittelwert aus den gewichteten Anteilen der Zufriedenheiten in allen Bereichen (also die mittlere Zufriedenheit über alle Bereiche gemittelt). Sowohl die Zufriedenheit insgesamt im Leben als auch die über alle Bereiche gemittelte mittlere Zufriedenheit (Zufr. Wicht.) reflektierte gut die Lebensqualität.

Zufriedenheit und Rolli. Zeigte sich der Trend von mehr Unzufriedenheit in den Bereichen Gesundheit und Arbeitssituation bei Rollstuhlfahrern? Ja. Auch Rollstuhlfahrer hatten die größte Unzufriedenheit in den Bereichen *Gesundheit* und *Arbeitssituation* und die größte Zufriedenheit in den Berei-

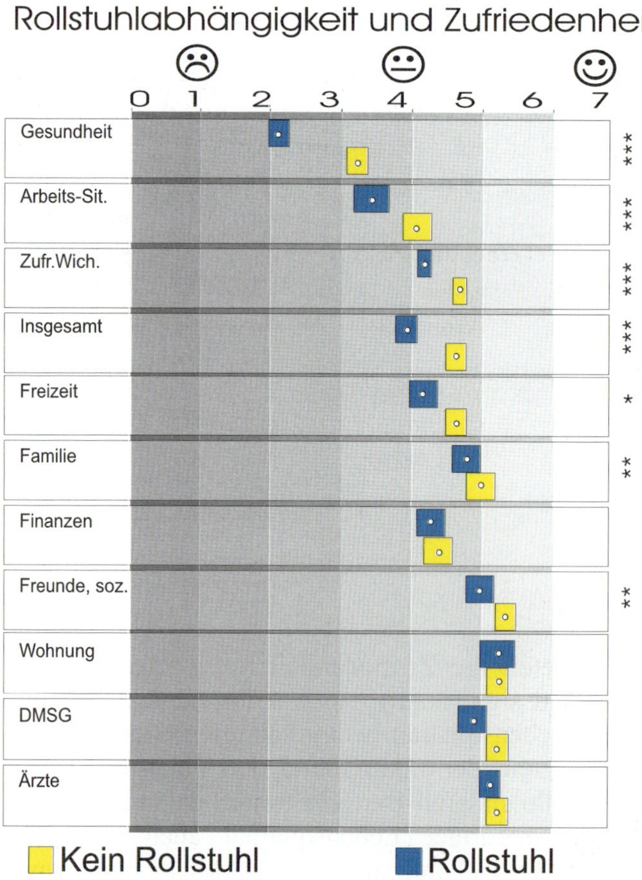

Abb. 31: Zufriedenheit in verschiedenen Lebensbereichen bei Rollstuhlfahrern und Gehfähigen. Kästchen: 95%-Konfidenzintervalle der Mittelwerte in der Gesamtgruppe. Weiße Punkte: Mittelwerte.

chen *Ärzte*, *DMSG*, *Wohnung*, *Freunde*, *Finanzen* und *Familie*. Wie die Abhängigkeit von Lebensqualität oben, so konnte auch hier eine Abhängigkeit der Zufriedenheit von der Tatsache, ob jemand rollstuhlabhängig war, demonstriert werden. Rollstuhlfahrer waren signifikant unzufriedener als gehfähige MS-Kranke in den Bereichen *Gesundheit, Arbeitssituation, insgesamt, gewichtete Gesamtzufriedenheit, Freizeit, Familie* und *Freunde*. Die Ergebnisse sind in Abb. 31 dargestellt.

Wie schon bei den Subgruppen mit niedriger, mittlerer und hoher Lebensqualität gezeigt werden konnte, hatte Rollstuhlabhängigkeit keinen Einfluss auf die Zufriedenheit mit der *DMSG*, den *Ärzten* und den *Finanzen*.

Fatigue und Wärme

Ein wichtiger Beschwerdenkomplex, der die Lebensqualität reduziert, ist die Fatigue, die MS-bedingte abnorme Erschöpfbarkeit und Müdigkeit. Die Leistungsfähigkeit wird durch Fatigue bei einzelnen Patienten erheblich eingeschränkt. MS-bedingte Fatigue ist oft temperaturabhängig; bei höheren Temperaturen (z. B. im Sommer) tritt sie häufig mehr in den Vordergrund als bei kühlen Temperaturen. Aber auch andere MS-Symptome können temperaturabhängig sein. Ausgeprägt ist bei MS-Kranken beispiels-

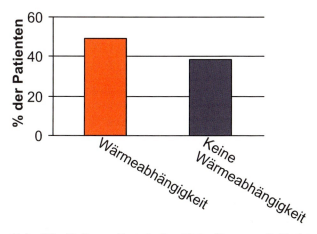

Abb. 32: Fatigue (Anteil der Betroffenen mit Fatigue in %) und Wärmeabhängigkeit von MS-Beschwerden ($p < 0{,}05$).

weise die Empfindlichkeit der Sehstörungen gegenüber hohen Außentemperaturen. Bei erhöhten Temperaturen empfinden sie die Sehfähigkeit oft als deutlicher beeinträchtigt, manchmal auch die Lähmungen und den Schwindel. Aber auch die allgemeine Belastbarkeit wird temperaturabhängig als reduziert empfunden.

In dieser Befragung sollte die Wärmeabhängigkeit von MS-Beschwerden und Fatigue untersucht werden. Diejenigen Studienteilnehmer, die eine Wärmeabhängigkeit von MS-Beschwerden bei sich feststellten, klagten auch häufiger über Erschöpfbarkeit (Abb. 32). Der Unterschied in der Häufigkeit von Fatigue bei Wärmeabhängigkeit von Beschwerden verglichen mit der Häufigkeit, wenn keine Wärmeabhängigkeit festgestellt werden konnte, war statistisch signifikant. Personen, die unter einer Zunahme der MS-bedingten Beschwerden bei hohen Außentemperaturen klagten, litten auch häufiger unter Fatigue als diejenigen, bei denen hohe Temperaturen keinen negativen Einfluss auf MS-Symptome ausübten.

Kontrollüberzeugungen

Kontrollüberzeugungen sind ein wichtiger Inhalt in der Coping-Forschung. Krankheitsbewältigung (Coping) kann günstig sein, wenn ein realistisches Maß an Kontrollüberzeugungen vorherrscht. Sowohl „ich kann überhaupt nichts gegen meine Krankheit tun, alles ist Schicksal" als auch „ich habe meine Krankheit voll im Griff" sind unrealistische Extrempositionen, die zu unvorteilhaftem Coping führen können. Krankheitsbewältigung sollte niemals an der Realität vorbei stattfinden. Sie soll ein gesundes Maß an problemorientiertem Verhalten beinhalten. Heute geht man davon aus, dass problemorientiertes Coping geeignet ist, eine Belastungsreduktion und Stressabbau zu erreichen und damit die Lebensqualität zu fördern.

Bei dieser Studie wurden die Studienteilnehmer gefragt, wie sehr sie glaubten, ihre Krankheit beeinflussen zu können. Auf die Frage „man kann ... tun, um seinen Gesundheitszustand zu beeinflussen" sollte gewählt werden zwischen den Antworten „sehr viel", „viel", „einiges", „wenig" und „nichts".

Kontrollüberzeugung und Rolli
Rollstuhlfahrer unterschieden sich in den Antworten signifikant von den gehfähigen Patienten (Abb. 33). Die meisten von Ihnen hatten ein mittleres Maß an Kontrollüberzeugung (39,5%) gegenüber den Gehfähigen (31,3%). Allerdings glaubten 12,8% der Rollstuhlabhängigen, nichts oder nur wenig tun zu können, gegenüber 4,2% der Gehfähigen. Der Anteil von Patienten

Kontrollüberzeugungen: Man kann . . .

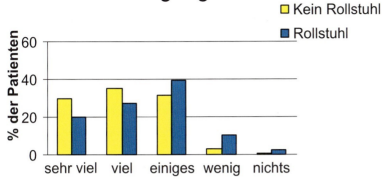

Abb. 33: Anteil der Patienten mit verschieden ausgeprägten Kontrollüberzeugungen. Rollstuhlfahrer zeigten geringere Kontrollüberzeugungen (p < 0,05).

mit starken Kontrollüberzeugungen (sehr viel oder viel tun können) war bei Gehfähigen entsprechend höher (64,5%) als bei den Rollstuhlfahrern (47,7%). Rollstuhlfahrer schienen sich also mehr mit der Krankheit und den Folgen abzufinden und hatten weniger Kontrollüberzeugungen als die Gruppe der Gehfähigen. Dieser Unterschied lag aber nicht daran, dass Rollstuhlfahrer mehr krankheitsbezogene Beschwerden in der Beschwerdenliste (B-L-Score) angaben (siehe Abb. 24), jedoch möglicherweise unter anderem daran, dass sie etwas depressiver waren (Skala Depress, U-Test: Z = −3,90; p < 0,001).

Sowohl die meisten Faktoren (depressiv, körperliche Beschwerden), als auch der Depressions-Score zeigten schlechtere Werte, wenn geringere Kontrollüberzeugungen angegeben wurden (Abb. 34). Möglicherweise waren ausgeprägt niedrige Kontrollüberzeugungen ein Maß für eine gewisse Resignation und passive Haltung gegenüber Problemen, die mit der Erkrankung zusammenhingen. Eventuell waren niedrige Kontrollüberzeugungen verbunden mit eher schlechtem Coping. Für den Faktor *angespannt* und für den *B-L-Score* galt dies jedoch nicht (keine signifikanten Unterschiede). Diese beiden Skalen zeigten sich relativ robust gegen Kontrollüberzeugungen.

Auch wenn die Überzeugungen, die Krankheit kontrollieren zu können bei Rollstuhlfahrern weniger ausgeprägt waren als bei Gehfähigen, konnte man eine passivere Haltung von Rollstuhlfahrern nicht zwangsläufig daraus fol-

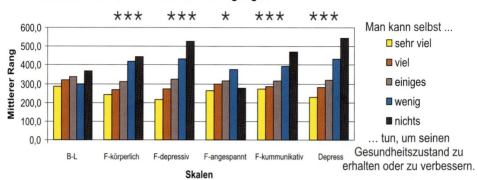

Abb. 34: Faktoren, B-L-Score und Depressivität in Bezug zu Kontrollüberzeugungen. Geringe Kontrollüberzeugungen waren verbunden mit signifikant schlechteren Skalenwerten. Dargestellt sind Rangmittelwerte, um die Skalen vergleichbar darstellen zu können.

gern. Dies zeigte sich zum Beispiel anhand der Aktivitäten, die Rollstuhlfahrer innerhalb der DMSG entwickelten. Rollstuhlfahrer schienen nicht untätiger, resignierter zu sein oder sich in ihrer Krankheit aufzugeben, was dadurch klar wurde, wenn man das Nutzen der DMSG-Angebote betrachtete. Zwar nutzten sie insgesamt das DMSG-Angebot nicht signifikant regelmäßiger als gehfähige Patienten, jedoch nutzten sie signifikant häufiger das DMSG-Angebot von Selbsthilfegruppen und damit den aktiven, kommunikativen und diskussionsfreudigen Teil des Angebotspektrums (Abb. 35). Rollstuhlabhängige Studienteilnehmer nutzten in 25,9% das DMSG-Angebot „Selbsthilfegruppe", während nur 12,2% der gehfähigen MS-Betrofffenen dieses Angebot nutzten; dieser Unterschied war signifikant ($p < 0,001$).

Im folgenden Kapitel sollen das Nutzen des DMSG-Angebotes und die Zufriedenheit mit der DMSG analysiert werden.

Zufriedenheit mit dem Berliner Landesverband der DMSG

In diesem Kapitel stellen wir die Frage nach der Zufriedenheit der DMSG-Mitglieder mit dem Berliner Landesverband. Ein erster Hinweis für Akzeptanz oder Ablehnung ergibt sich aus den Zahlen der Nutzung der DMSG-

Regelmäßige Nutzung des DMSG-Angebots

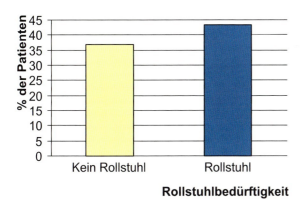

Angebot genutzt (SG)

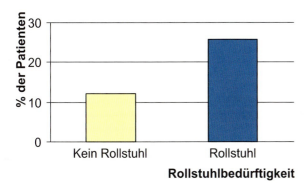

Abb. 35: Rollstuhlfahrer nutzten tendenziell häufiger regelmäßig das DMSG-Angebot (oberer Teil der Abbildung), jedoch nicht signifikant. Demgegenüber zeigt der untere Teil der Abbildung, dass mehr Rollstuhlfahrer als Gehfähige das Angebot der Selbsthilfegruppen nutzten. Dieser Unterschied war signifikant ($p < 0{,}001$).

Angebote. 39% aller Patienten nutzten regelmäßig das Angebot der DMSG, 61% nicht. In Abb. 36 sind die Verhältnisse grafisch dargestellt.

Am häufigsten wurden Fachvorträge, Selbsthilfegruppen und Beratung von insgesamt 67% der aktiven DMSG-Mitglieder in Anspruch genommen. Aus diesen Zahlen wird deutlich, dass die Mitglieder den Wunsch nach Information und Wissen, aber auch den Wunsch nach sozialen Kontakten und persönlichen Gesprächen hatten.

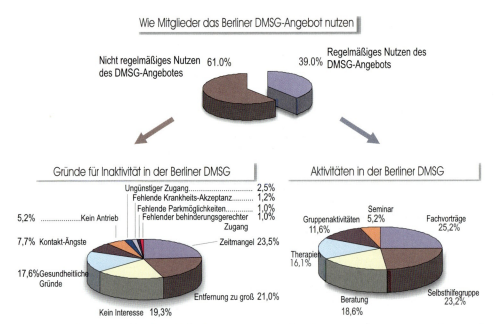

Abb. 36: Nutzung des DMSG-Angebotes, Aktivitäten, die genutzt wurden und Gründe für Nicht-Nutzen der Angebote des Landesverbandes Berlin.

Gründe für Inaktivität und Nicht-Teilnahme an den Angeboten des Landesverbandes waren überwiegend persönlicher Natur oder hingen mit infrastrukturellen Problemen zusammen. Entfernungen wurden beispielsweise als zu groß wahrgenommen, obwohl sich die Geschäftsstelle im Zentrum Berlins befindet. Die einzelnen Gründe sind in Abb. 36 dargestellt. Auf die Frage, warum die Mitglieder nicht regelmäßig die Angebote der DMSG nutzten, wurden am häufigsten *Zeitmangel*, *Entfernung zu groß* und *kein Interesse* genannt. Diese 3 Gründe machten 63,8% aller von den nicht aktiven DMSG-Mitgliedern genannten Gründe aus.

Die Zufriedenheit mit der *DMSG* entsprach ungefähr der Zufriedenheit mit *Ärzten*, mit *Freunden und ähnlichen Sozialkontakten* und der Zufriedenheit mit der *Familie* (Mittelwerte >5 auf einer Skala von 1 bis 7) und war damit deutlich besser als die Zufriedenheit mit *Wohnung*, *Arbeitssituation*, *Gesundheit*, *Finanzen* und *Zufriedenheit insgesamt im Leben*, die Mittelwerte deutlich unter 5 hatten (Mittelwerte 3 bis 4,6). Der Übersicht halber wurden in Abb. 37 die Mittelwerte angegeben, während eine nichtparametrische χ^2-Statistik gerechnet wurde (parametrische Verteilungsannahme nicht erfüllt, Vorliegen diskreter Merkmale).

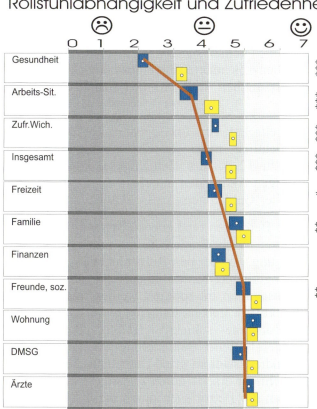

Abb. 37: Zufriedenheit mit der DMSG und verschiedenen anderen Bereichen des Alltags. Je weiter rechts die Kästchen (95%-Konfidenzintervalle der Mittelwerte) und weißen Punkte (Mittelwerte), desto zufriedener; je weiter links, desto unzufriedener. Die Patienten waren mit der DMSG und mit den Ärzten am meisten und mit der Gesundheit am wenigsten zufrieden.

Rollstuhlfahrer unterschieden sich in ihrer Zufriedenheit mit der DMSG nicht signifikant von der Zufriedenheit, die von gehfähigen Patienten angegeben wurden. Auch die Zufriedenheit mit Ärzten, der Wohnung und mit den Finanzen war in beiden Gruppen nicht signifikant unterschiedlich, ganz im Gegensatz zur Zufriedenheit mit Familie, Freunden, insgesamt im Leben, Gesundheit, Freizeit und Arbeitssituation, wo Rollstuhlfahrer signifikant unzufriedener waren. Die Beschreibung der Zufriedenheit finden Sie im Kapitel Lebensqualität.

Die Zufriedenheit mit der DMSG war insgesamt gut. Auf einer Skala von 1 (völlig unzufrieden) bis 7 (völlig zufrieden) bewerteten im Mittel die rollstuhlabhängigen Patienten ihre Zufriedenheit mit 4,9 Punkten, was verglichen mit 5,2 Punkten bei den Gehfähigen keinen signifikanten Unterschied ergab. Andererseits waren sie unzufriedener in anderen Bereichen ihres Lebens (Arbeitsleben, Freizeitaktivitäten, Gesundheit, Wohlbefinden, soziale Kontakte).

Die generelle Unzufriedenheit wirkte sich also nicht negativ auf die Einstellung gegenüber der MS-Gesellschaft aus. Im Gegenteil. Rollstuhlabhängige MS-Patienten nutzten deutlich mehr die Selbsthilfegruppen der DMSG (25,9% im Vergleich zu 12,2% der Gehfähigen). Dieser Unterschied war signifikant. Die übrigen Aktivitäten innerhalb der DMSG waren jedoch vergleichbar mit denen der Gehfähigen.

Die Unzufriedenheit in sozialen Bereichen fand ebenso wenig eine Entsprechung in der Zahl der geklagten MS-bedingten Beschwerden. Eine fortgeschrittene Krankheitsbewältigung war bei den Rollstuhlabhängigen möglicherweise die Erklärung, wenn geringere Kontrollüberzeugungen und mehr Aktivitäten im realen Leben zusammen interpretiert werden müssen. Eine realistischere Krankheitssicht, aktivere Lebensstrategien ohne Zunahme der Unzufriedenheit und ohne Zunahme subjektiv erlebter Beschwerden (B-L-Score) trotz objektiv fortgeschrittener Behinderung könnten Kennzeichen im fortgeschrittenen Krankheitsstadium sein. Unrealistische Kontrollüberzeugungen wurden offensichtlich ersetzt durch günstigere Krankheitsbewältigung. Vermutlich konnten die Betroffenen durch diese Maßnahmen die negativen Aspekte einer zunehmenden Behinderung und einer schweren chronischen Krankheit (verglichen mit den Gehfähigen) kompensieren.

Bei Frauen war Depression häufiger und ebenso das Beklagen von Beschwerden in der Beschwerdenliste. Möglicherweise standen beide Phänomene im Zusammenhang miteinander.

Eine realistischere Einstellung zur Erkrankung zeigte sich nicht nur darin, dass offenbar rollstuhlabhängige Betroffene häufiger Selbsthilfegruppen besuchten, um den gegenseitigen Austausch zu nutzen, sondern auch in den Kontrollüberzeugungen. Sie waren seltener der Meinung, ihre Krankheit selbst beeinflussen zu können (47,4%), anders als Gehfähige (64,5%). Dieser Unterschied war ebenfalls hochsignifikant.

Die Analyse der Lebensqualitäts-Faktoren in Abhängigkeit von Kontrollüberzeugungen legte zwar nahe, dass ein hohes Maß an Kontrollüberzeugungen in den Bereichen Depressivität, körperliche Funktionen und kommunikative Fähigkeiten günstigere Werte hatten, jedoch wissen wir nicht, was Ursache und Wirkung ist. Entweder haben leichter in der Lebensqualität beeinträchtigte Patienten stärkere Kontrollüberzeugungen, die sie im Verlauf ihrer Erkrankung verlieren, oder aber stärkere Kontrollüberzeugungen führen zu besserer Lebensqualität in den 4 Faktoren (Bereiche der körperlichen Lebensqualität, Depressivität, Anspannung und der kommunikativen Funktionen). Gegen die zweite Hypothese spricht, dass insbesondere körperliche Funktionen (F-körperlich), die am deutlichsten einen Zusammenhang mit Kontrollüberzeugungen aufwiesen, am wenigsten durch Überzeugungen beeinflussbar zu sein scheinen und dass die Dimension ‚Anspannung' (F-angespannt) überhaupt nicht signifikant mit Kontrollüberzeugungen in Beziehung zu stehen schien.

Die Autoren halten es für zutreffender, davon auszugehen, dass die Kontrollüberzeugungen im Verlauf der Erkrankung weniger werden, ohne dass sich daraus ungünstige Auswirkungen auf die Lebensqualität ergeben. Vielmehr dient der Verlust von Kontrollüberzeugungen möglicherweise sogar der Aufrechterhaltung von Lebensqualität bei fortschreitender Behinderung. Der Verlust von Kontrollüberzeugungen führt nicht zu Inaktivität und Resignation, sondern steigert offensichtlich sogar die Kapazitäten, sich aktiv mit anderen Betroffenen auszutauschen, Sozialkontakte zu knüpfen und aufrechtzuerhalten.

Globale Einschätzung von Institutionen

Patienten der Validierungsgruppe sollten einige Institutionen und Bereiche, die sich mit der Erforschung und Behandlung der MS beschäftigen und die ihr Leben unmittelbar beeinflussen, beurteilen. Sie sollten den genannten Institutionen und Bereichen „Schulnoten" zwischen 1 (sehr gut) und 6 (sehr schlecht) geben. Es sollte spontan geantwortet werden, ohne lange darüber nachzudenken.

In Tab. 11 sind die Ergebnisse aufgeführt, die nach Noten geordnet sind. Sowohl Mittelwerte als auch Mediane wurden dargestellt. Die schlechtesten Noten (größte Unzufriedenheit mit diesen Institutionen) erhielten die Regierungen der Bundesrepublik und der Stadt Berlin. Um mit den Begriffen der Schule zu sprechen, haben die MS-Kranken die Bundesregierung mit ‚ungenügend' und die Landesregierung mit ‚ausreichend' bewertet. Die berufliche Situation, die Krankenkassen, Universitäten und Forschungseinrichtungen, der allgemeine Gesundheitszustand und das gesamte momentane Leben erhielten ‚befriedigend', während Ärzte, die finanzielle Situation, das Leben innerhalb der Familie, der Kontakt zu Freunden, der Kontakt zu

Tabelle 11: Notenvergabe für Institutionen und Lebensbereiche des Alltags

Institution/Bereich	Note (Median)	Note (Mittelwert)
Bundesregierung	5,0	4,5
Landesregierung Berlin	4,0	4,4
Berufliche Situation	3,0	3,3
Krankenkassen	3,0	2,9
Allgemeiner Gesundheitszustand	3,0	2,9
Finanzielle Situation	2,0	2,8
Universitäten und Forschungseinrichtungen	3,0	2,7
Gesamtes momentanes Leben	3,0	2,7
Kontakt zu Nichtbetroffenen (z. B. Verkäufer, Postbote, etc.)	2,0	2,5
Diese Befragung	2,0	2,4
Ambulant behandelnder Neurologe	2,0	2,3
Leben innerhalb der Familie	2,0	2,2
Kontakt zu Freunden	2,0	2,2
DMSG Berlin	2,0	2,0
Ambulant behandelnder Hausarzt	2,0	1,8

Nichtbetroffenen und die DMSG Berlin die Noten ‚gut' erhielten. Sogar diese Befragung, die für manche Studienteilnehmer als anstrengend empfunden worden sein muss, erhielt die Note gut, was das allgemeine Interesse der MS-Betroffenen an der Erforschung ihrer Situation, insbesondere an der Erforschung der Lebensqualität demonstrierte. Während die Regierungen die schlechtesten Bewertungen erhielten, bekamen die Hausärzte und die DMSG Berlin die besten Noten.

Die Bewertung (‚Benotung') des momentanen Lebens insgesamt bot einen engen Zusammenhang zwischen der ‚Note' und der Zufriedenheit mit ‚Freizeit' ($r = -0,45$), der Zufriedenheit mit dem Leben insgesamt ($r = -0,57$). Die ‚Note' (momentanes Leben insgesamt) stand in einem mäßigen Zusammenhang mit der Zufriedenheit mit der Gesundheit ($r = -0,32$) und mit den Kontakten zu Freunden und ähnlichen Sozialkontakten ($r = -0,34$). Diese Zusammenhänge zeigen, dass die Benotung von Situationen, Bereichen und Institutionen ein valides Mittel sein kann für die Bewertung von Lebensbereichen und Institutionen. Freizeit, Gesundheit und Sozialkontakte schienen für das Leben der Betroffenen die wichtigsten Bereiche zu sein, von denen die Gesamt-Zufriedenheit abhing. Das stärkere Bedürfnis nach Sozialkontakten mag Rollstuhlfahrer, verglichen mit weniger behinderten Gehfähigen, dazu bewegen, trotz erheblichen Aufwands regelmäßig Selbsthilfegruppen zu besuchen.

Zusammenfassung und Ausblick

Laien glauben häufig, die Lebensqualität bei chronischen Erkrankungen müsse mit zunehmender Krankheitsdauer abnehmen. Dies wird im Alltag oft den MS-Kranken bewusst, wenn sie mit falsch verstandenem Mitleid oder dreistem Unverständnis aus der Umgebung konfrontiert werden, etwa mit Aussprüchen wie „das ist ja furchtbar, so könnte ich nicht leben" oder „wenn ich einen Rollstuhl brauche, möchte ich nicht mehr leben". Solche Aussprüche, die meist von Gesunden stammen, zeugen von wenig Verständnis und Mitgefühl, verletzen und diskriminieren Betroffene. Sie verhindern Integration und verursachen nicht nur Schaden bei den Betroffenen, sondern gesellschaftlichen Schaden. Solche Aussprüche sind Manifestationen von eigener Abwehr; Behinderung nicht sehen zu wollen, weil man Angst hat, man könnte selbst einmal behindert werden.

Durch Nicht-Integration Behinderter in die Gesellschaft können der Gesellschaft sogar vermehrt Kosten entstehen, wie im Kapitel über *Lebensqualität aus gesellschaftlicher Perspektive* gezeigt werden konnte.

Dass die Krankheitsdauer, entgegen weit verbreiteter Laien-Meinung, im Gegenteil sogar wieder zu einer Verbesserung in verschiedenen Lebensbereichen führen kann, zeigt folgende Analyse, wo eine Spearman-Korrelation zwischen Krankheitsdauer und verschiedenen Aspekten der Lebensqualität gerechnet wurde. Signifikante Ergebnisse sind mit Sternchen gekennzeichnet (Tab. 12).

Tabelle 12: Krankheitsdauer und Lebensqualität

Variable	r	p	n
F-körperlich ***	0,50	<0,001	572
EDSS ***	0,42	<0,001	631
F-kommunikativ ***	0,26	<0,001	598
B-L-Score **	0,123	0,002	628
Fatigue	0,054	0,456	609
F-depressiv	0,078	0,08	571
F-angespannt	−0,021	0,62	593
Depress	0,089	0,05	585
SF-36	0,046	0,26	590

Körperliche Symptome, auch Beeinträchtigung der Kommunikationsfähigkeit (z. B. durch Sehnerventzündungen, durch Hörstörungen, Sprechstörungen, kognitive Störungen) schienen umso mehr zuzunehmen, je länger die Krankheitsdauer war. Hier schien sich also zu bestätigen, je länger jemand krank war, desto mehr Probleme hatte er in diesen Bereichen.

Dagegen waren Fatigue, Depressivität, Anspannung und Nervosität und generelle Lebensqualität (SF-36) nicht automatisch mit zunehmender Krankheitsdauer schlechter. Tendenziell nahm Anspannung sogar mit zunehmender Krankheitsdauer ab, was der Erfolg von Coping-Strategien sein dürfte. Diese Ergebnisse blieben auch bestehen, wenn der Einfluss der Behinderung durch Partialkorrelation kontrolliert wurde (Korrelation korrigiert um den EDSS).

Zu beachten ist, dass die SF-36-Werte mit steigender Krankheitsdauer signifikant zunahmen, das heißt die Lebensqualität besser wurde, wenn der Behinderungsgrad EDSS herausgerechnet wurde. Ebenso nahm die Zufriedenheit mit der Arbeitssituation zu, wenn der Einfluss des Behinderungsgrades herausgerechnet wurde. F-depressiv und Depress waren mit zunehmender Krankheitsdauer tendenziell geringer ausgeprägt, jedoch nicht signifikant.

Andere Skalen wurden jedoch mit zunehmender Krankheitsdauer schlechter: Körperliche Funktionen (F-körperlich), kommunikative Funktionen (F-kommunikativ) und allgemeine Beschwerden (B-L-Score). Die um den EDSS-Einfluss korrigierten Korrelationen sind in der Tabelle 13 dargestellt.

Depression und F-depressiv korrelierten nicht signifikant mit der Krankheitsdauer, zeigten tendenziell jedoch mit zunehmender Krankheitsdauer einen geringeren Depressionsgrad an.

Tabelle 13: Zusammenhang zwischen Krankheitsdauer und Lebensqualität nach Herausrechnen des Effektes der Behinderung (EDSS) mittels Partialkorrelation

Variable	r	p	n
SF-36	0,57	<0,001	356
F-körperlich	0,23	<0,001	356
F-kommunikativ	0,17	0,002	356
Zufriedenheit Arbeitssituation	0,12	0,021	356
B-L-Score	0,11	0,044	356

Zusammenfassung und Ausblick

Eine längere Zeit an Erfahrung mit der Erkrankung beinhaltet möglicherweise auch eine größere Chance, sich aktiv mit der Erkrankung und deren Folgen auseinander zu setzen, um eine bessere Lebensqualität langfristig zu erreichen. Das Ziel, das 1952 bei Gründung der DMSG formuliert wurde, aus Untätigkeit und Resignation Eigeninitiative und aktives „Leben mit MS" erwachsen zu lassen, schien sich bei diesen Daten widerzuspiegeln.

Insbesondere Rollstuhlabhängige, also schwer betroffene MS-Patienten, können in einzelnen Bereichen sogar wieder ihre Aktivitäten steigern (z. B. Selbsthilfegruppen), ihre Lebensqualität bessern. Die DMSG hat zum Ziel, diese positive Entwicklung zu fördern. Die Akzeptanz, die DMSG-Mitglieder dem Landesverband Berlin entgegenbringen und die hohe Motivation, bei dieser Befragung mitzumachen, sind Zeichen dafür, dass MS-Betroffene aktiv und interessiert ihre Probleme anzupacken bereit sind mit dem Ziel, sowohl für sich selbst als auch für Mitbetroffene eine bessere Zukunft zu erkämpfen.

Das Vertrauen in offizielle Stellen der Regierungen oder Kostenträger ist dabei gering. Von dort erhoffen sich die Betroffenen nicht die entscheidenden Hilfen. Diese kommen vielmehr aus den Bereichen der Leistungserbringer: Selbsthilfeorganisationen, Ärzteschaft, Familie. Das dokumentierten die Befragten mit den Noten und den Zufriedenheitsskalen.

Im Rahmen der Bemühungen um Kostendämpfung im gesamten Gesundheitswesen erleben auch MS-Betroffene in den letzten Jahren vermehrt Einschränkungen der ihnen zugestandenen Leistungen. Es ist zu erwarten, dass die Zufriedenheit mit Regierungen, Krankenkassen, aber auch mit den verordnenden oder Leistungen verweigernden Ärzten mittlerweile schlechter geworden ist.

Lebensqualität hängt ja auch von der wahrgenommenen Unterstützung durch die Gesellschaft ab, auch davon, wie viel der Kranke der Solidargemeinschaft „wert" ist. Auch zu diesem Aspekt einer sich möglicherweise ändernden Lebensqualität bei sich ändernden gesundheitspolitischen Rahmenbedingungen wird die Anschlussstudie Erkenntnisse liefern.

Die Autoren sind gerade dabei, diese Folgestudie zu planen, mit dem Ziel, zu erkunden, ob sich seit dem breiten Einsatz der immunmodulatorischen Therapien hinsichtlich Lebensqualität eine Änderung ergeben hat. Außerdem sollen die Bereiche Fatigue, Kognition und Depression miterfasst werden. Die hier vorliegende Studie wird für die Folgestudie wertvolle Erkenntnisse liefern, hinsichtlich valider Abschätzungen von Bereichen der Lebensqualität, von Depressivität und körperlicher Behinderung.

Literaturverzeichnis

[1] O'Hara L, De Souza LH, Ide L. 2000. A Delphi study of self-care in a community population of people with multiple sclerosis. Clin Rehabil; 14: 62–71.
[2] Paris C. 1990. Experiences with psychosocial management of patients with multiple sclerosis in a discussion group. Psychiatr Neurol Med Psychol; 42: 426–9.
[3] Langenmayr A, Schottes N. 2000. Psychotherapy with multiple sclerosis patients. Psychol Rep; 86: 495–508.
[4] Harper AC, Harper DA, Chambers LW, Cino PM, Singer J. 1986. An epidemiological description of physical, social and psychological problems in multiple sclerosis. J. Chron. Dis.; 39: 305–310.
[5] Rudick RA, Miller D, Clough JD, Gragg LA, Farmer RG 1992. Quality of life in multiple sclerosis. Comparison with inflammatory bowel disease and rheumatoid arthritis. Arch. Neurol.; 49: 1237–1242.
[6] Devins GM, Edworthy SM, Seland TP, Klein GM, Paul LC, Mandin H. 1993. J. Nerv. Ment. Dis.; 181: 377–381.
[7] Hermann BP, Vickrey B, Hays RD, Cramer J, Devinsky O, Meador K, Perrine K, Myers LW, Ellison GW. 1996. A comparison of health-related quality of life in patients with epilepsy, diabetes and multiple sclerosis. Epilepsy Res; 25: 113–118.
[8] Aronson KJ. 1997. Quality of life among persons with multiple sclerosis and their caregivers. Neurology; 48: 74–80.
[9] Brunet DG, Hopman WM, Singer MA, Edgar CM, MacKenzie TA. 1996. Measurement of health-related quality of life in multiple sclerosis patients. Can. J. Neurol. Sci.; 23: 99–103.
[10] The Canadian Burden of Illness Study Group 1998. Burden of illness of multiple sclerosis: Part I: Cost of illness. Can. J. Neurol. Sci; 25: 23–30.
The Canadian Burden of Illness Study Group 1998. Burden of illness of multiple sclerosis: Part II: Quality of life. Can. J. Neurol. Sci.; 25: 31–38.
[11] Murphy N, Confravrreux C, Haas J, König N, Roullet E, Sailer M, Swash M, Young C, Merot JL. 1998. Quality of life in multiple sclerosis in France, Germany, and the United Kingdom. Cost of Multiple Sclerosis Study Group. J. Neurol. Neurosurg. Psychiatry; 65: 460–466.
[12] Kobelt G, Lindgren P, Smala A, Haupts M, Kölmel HW, König N, Rieckmann P, Bitsch A, Zettl UK, and Deutsche MS-Krankheitskosten-Studiengruppe 2001. Costs and quality of life in multiple sclerosis: an observational study in Germany. HEPAC; 2: 60–68.
[13] Schöffski O., Schulenburg, Graf v.D., J-M. Gesundheitsökonomische Evaluationen, 2002, Springer, Berlin.
[14] Kurtzke JF. Rating neurologic impairment in multiple sclerosis: an expanded disability status scale (EDSS). Neurology 1983; 33: 1444–1452.
[15] von Zerssen D, Die Beschwerden-Liste, Manual, Beltz Test, München 1975.
[16] Ware JE Jr., Snow KK, Kosinski M, Gandek B. SF-36 Health Survey manual and interpretation guide. Boston (MA): Nimrod Press; 1993.